Dr.徳田のバイタルサイン講座

著者 徳田安春 筑波大学附属水戸地域医療教育センター・
水戸協同病院総合診療科 教授

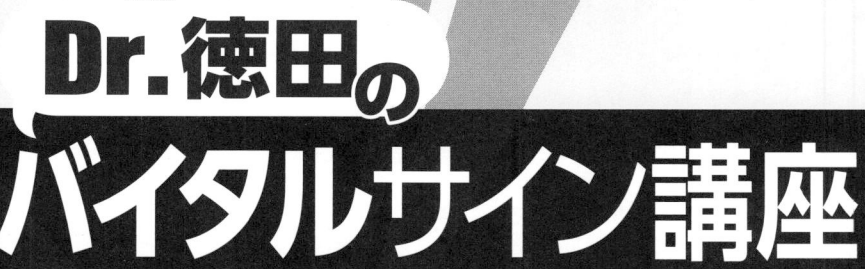

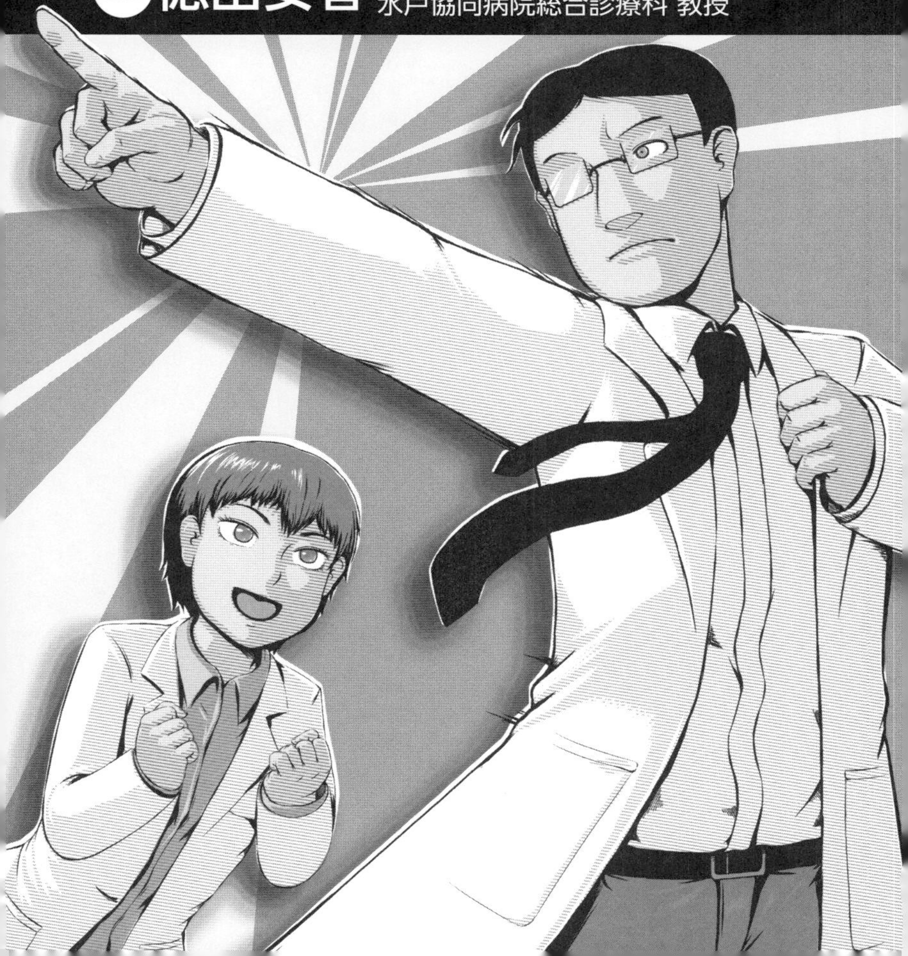

序

　1970～80年代における沖縄県立中部病院で，その卓越した臨床能力によって内科研修医から尊敬されていた宮里不二彦・元内科部長は，病棟患者のカルテに「呼吸数」がきちんと記載されているかどうかを必ずチェックされていたという．当時に比べて病院の建築物もハードウェアもかなりよくなったが，患者診療の基本であるバイタルサインの漏れのない記載とその解釈・迅速な対応をきちんと行うことは，今も変わっていない．これらをきちんと行っている病院は，その医療の質も優れている．

　卒前臨床実習では，モデルコアカリキュラム，OSCE，診療参加型実習などの導入がなされ，また卒後では臨床研修が必修化されている．日々患者のバイタルサインに注目し，その解釈について指導医と議論するような実習や研修を行っている医学生・研修医が広く全国に爆発的に増えてきている．このような基本的な臨床能力を鍛え上げた医師は，地域医療を実践するスキルをもつのみならず，Global Medicineの舞台でも活躍できる条件を備えたことになる．

　このような状況での今回の企画は，おかげさまで好評であったバイタルサイン講座の連載をまとめて書き下ろしを加え，書籍とするものである．この連載はプライマリケア講座シリーズに含まれるもので，医学生や研修医のみならず，一般勤務医，そしてベテランの実地医家の先生方にとっても役立つように，バイタルサインに焦点を当てて解説した．診療のスキルアップをめざす研修医に加え，基本を固めながら守備範囲の拡大をめざす多くの医師，そしてフィジカル・アセスメントや効果的トリアージの習得を心がけている看護師や薬剤師，救急救命士，検査技師，コメディカルをめざす学生にも，本書が役立つことを期待している．

2012年　師走　**著 者**

目 次

§1 序 章　　1

1. 循環・呼吸・体温調節のメカニズム ……… 2
2. バイタルサイン測定のピットフォール：Q and A …… 11

§2 各 論　　15

1. ショックの診断 ……… 16
2. バイタルサインとしての静脈圧 ……… 23
3. 脈拍の診断 ……… 29
4. バイタルの逆転と脈拍の異常 ……… 35
5. 呼吸とその異常 ……… 42
6. 体温とその調節 ……… 47
7. 意識障害とその評価 ……… 54
8. SpO_2 とその評価 ……… 60
9. 糖尿病患者のバイタルサイン ……… 67
10. 血圧の病態生理学的解釈 ……… 73
11. バルサルバ手技による心機能の評価 ……… 79
12. 血液培養の適応をバイタルサインから考える ……… 86
13. 肺炎の重症度をバイタルサインから考える ……… 92
14. 内分泌疾患のバイタルサイン ……… 100
15. SpO_2 のピットフォール ……… 105

索 引 ……… 110

バイタルサイン講座　序章

§1 バイタルサイン講座〔序章〕

1 循環・呼吸・体温調節のメカニズム

はじめに

血圧，脈拍数，呼吸数，体温の4つが古典的バイタルサインである．脈拍，呼吸，体温，血圧などの「バイタルサイン」は「生命徴候」とも訳される，生命活動そのものを示すダイナミックなサインである．バイタルサインはもともと看護学領域で提唱された概念であるが，この「バイタルサイン」はその後，医学にも取り入れられて，世界標準の診療における必須項目となった．

急性疾患の重症度評価はバイタルサインによってなされるのであり，バイタルサインの評価なしに急性期診療は成り立たない．また，入院診療においても，バイタル表の経時的な把握が必須である．バイタルの変化がきっかけで患者の状態を評価するのが基本であり，チーム医療における患者ケアのコミュニケーション・ツールとも言える．

この序章では，血圧と体温測定の歴史に加え，その解釈において重要な，病態生理的メカニズムとバイタルサイン測定のピットフォールについてみていく．

血圧測定の歴史

19世紀にRiva Rocci（イタリア）が水銀圧力計を開発し，触診法による収縮期血圧の測定が可能となり，これが世界中に広まった．Riva Rocciはギャロップ音を発見したPierre Charles Édouard Potain（フランス）

の弟子であった．歴史的な業績を残している人は，同じような歴史的な業績を残している弟子を，国境を越えても残しているという一例であろう．

20世紀初頭にNikorai Korotkov（ロシアの陸軍外科医）が，聴診法による血圧測定を開発した．外傷による動静脈瘻の研究をしていたときに，たまたま血管雑音を聴取したことがきっかけで，開発にこぎつけることができたという．Korotkovは，師匠からあらゆる場所を聴診するようにと教えられていたという．師匠の教えを忠実に守るとよいことがあることを示す例であろう．

この聴診法でKorotkovにより初めて拡張期血圧が測定された．血圧測定が初めて行われてからまだ100年程度しか経過していないということになる．

体温測定の歴史

体温計が最初に開発されたのは17世紀であり，イタリアのSantorio Santorio（注：姓と名が同じ）による．Santorioは，気体の熱膨張を応用したGalileo式温度計を参考にして作った．水銀式温度計が発明されたのは18世紀で，Gabriel Daniel Fahrenheit（ドイツ）が，体温は華氏96度（°F）程度であることを初めて記載した．

華氏（F）と摂氏（C）の体温換算は下記の式で行う．
T度F＝（T度C×9/5）＋32
T度C＝5/9×（T度F－32）

欧米では，体温測定には通常，口腔内が用いられる．これは，腋窩での体温測定は不正確と考えられているからでもある．詐熱を疑う場合には，

排泄された直後の尿の温度を測定すればよい．尿の温度は口腔温と比べて低いが，2℃以上の差はないということが知られている．

循環調節のメカニズム

■オームの法則

　血液が動脈を押し広げようとする圧力が血圧（動脈圧）である．ここで，「電圧＝電流×抵抗」というオームの法則（Ohm's law）が，**表1**のように成り立っている．

表1　オームの法則

BP＝CO×TPR
　　BP（blood pressure）：血圧
　　CO（cardiac output）：心拍出量
　　TPR（total peripheral resistance）：全末梢血管抵抗

　血圧を決定するのは，心臓から押し出される血液の量と，流れる側の血管の抵抗である．興奮，疼痛，貧血，甲状腺機能亢進症などでも心拍出量が増加するため，血圧が上昇する．また，興奮や疼痛では，全末梢血管抵抗も高くなり，これも加わってさらに血圧は上がる．

■収縮期血圧と拡張期血圧および最高血圧と最低血圧

　収縮期（systole）には心臓のポンプ作用により血液が動脈へ送り出され血管に圧力がかかる．このときの血圧を収縮期血圧（systolic blood pressure；SBP）と呼ぶ．一方，血液を駆出した後に心臓が拡張して，肺静脈から血液を吸い込んで拡張期（diastole）となり，大動脈弁が閉鎖して血圧は低くなる．このときの血圧を拡張期血圧（diastolic blood pressure；DBP）と呼ぶ．

脈圧は，心臓から駆出される血液量と動脈の伸展性（弾性またはコンプライアンス）によって定まる．心臓から駆出される血液量が大きくなれば，収縮期血圧が上昇し，脈圧は大きくなる．逆に，心臓から駆出される血液量が小さくなれば，収縮期血圧が低下し，脈圧は小さくなる．また，動脈の伸展性が低下すると（動脈硬化症など），拡張期血圧が低下し，脈圧は大きくなる．

収縮期と拡張期を合わせて心周期（cardiac cycle）と呼び，正常の動脈圧の波形は図1の波形を示し，大動脈弁の閉鎖時点に一致して重複切痕（dicrotic notch）を認める．図より，収縮期血圧と拡張期血圧はダイナミックに変化しており，我々が間接的に測定している上と下の血圧は，厳密には，最高血圧と最低血圧と呼ぶのが正確であることがわかる．

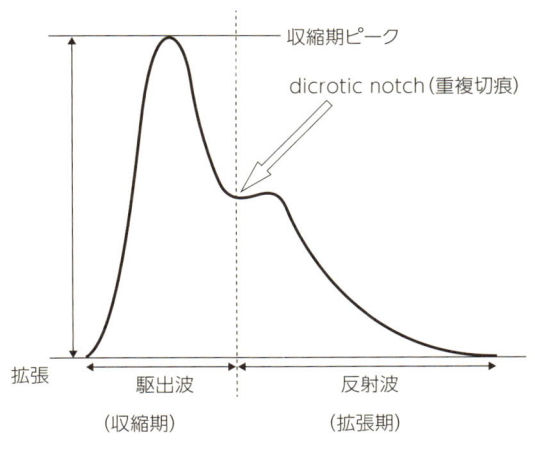

図1　動脈圧の波形　　　　　　　　（文献5を元に作成）

敗血症性ショックの動脈圧は，相対的循環血液量減少に伴う強い呼吸性変動がみられ，さらには全末梢血管抵抗減弱による重複切痕の消失を特徴とする．

■脈圧と平均血圧

また,収縮期血圧と拡張期血圧の差(SBP－DBP)を脈圧(pulse pressure)と呼ぶ.さらに,平均血圧(mean arterial pressure;MAP)は**表2**の式で計算される.拡張期は倍程度「長い」ので,拡張期血圧に近い値が平均血圧となる.

表2 平均血圧

MAP＝DBP＋1／3 pulse pressure
　　MAP(mean arterial pressure):平均血圧
　　DBP(diastolic blood pressure):拡張期血圧(最低血圧)
　　pulse pressure:脈圧(＝SBP－DBP)

■自律神経系による循環調節

循環系の調節は自律神経系(交感神経と副交感神経)や内分泌系(レニンなど)のフィードバックシステムで行われている.交感神経はノルアドレナリンを伝達物質とし,受容体にはα受容体(α_1, α_2)とβ受容体(β_1, β_2, β_3)の2種類がある.各臓器における受容体の種類によって,その作用が異なる(**表3**).

表3 交感神経刺激による循環器系の主な作用

1. 心臓	β_1受容体 　洞房結節→心拍数↑ 　房室結節→自動能↑,伝導速度↑ 　心室→収縮,伝導速度↑
2. 細動脈	α受容体 　冠動脈→収縮 　皮膚・粘膜動脈→収縮 　骨格筋動脈→収縮 β_2受容体 　冠動脈→拡張 　骨格筋動脈→拡張
3. 腎臓	β_1受容体 　傍糸球体細胞→レニン分泌↑ α受容体 　尿細管→Na再吸収↑

副交感神経はアセチルコリンを伝達物質とし，ムスカリン受容体に作用する(**表4**).

表4 副交感神経刺激による作用

1. 心臓	心拍数↓，心収縮力↓，興奮性↓，房室結節伝導時間↑
2. 冠動脈	収縮
3. 骨格筋動脈	拡張

呼吸調節のメカニズム

■神経系と呼吸調節

　呼吸は中枢神経(延髄・橋・大脳皮質)によって自律的にコントロールされている．延髄網様体にある呼吸中枢は，呼吸の基本的リズムを司る．末梢組織における感覚情報(pCO_2，肺の伸展，刺激源，筋紡錘，腱，関節)は，迷走・舌咽神経を経由して脳幹(延髄・橋)で調整される．脳幹(延髄・橋)からの出力は横隔神経を経由して横隔膜に至り，呼吸筋の活動と呼吸サイクルをコントロールする．また，大脳皮質の作用により呼吸は随意的にも過換気や低換気にすることができる．

■化学受容器による呼吸調節

　CO_2，H^+，O_2の化学受容器には，延髄の中枢化学受容器，頸動脈体・大動脈体の末梢化学受容器がある．延髄の中枢化学受容器は脳脊髄液(cerebrospinal fluid；CSF)のpHに感受性があり，CSFのpH低下によって呼吸数が増加する．この場合，H^+はCO_2と違い血液脳関門を通過できないが，CO_2は脂溶性で血液脳関門を通過できるため，CO_2は動脈血からCSFに拡散する．CSF内においてCO_2はH_2Oと結合しH^+と

HCO_3^- が生成され,この H^+ が延髄の中枢化学受容器を刺激し,呼吸を刺激する.

動脈血 pO_2 の低下も末梢化学受容器を刺激し呼吸数を増やす. 通常 pO_2 が低下して呼吸が刺激されるが,pO_2 が 60mmHg 以下の低値になると呼吸数は pO_2 の変化に過敏に反応して増加する. 動脈血 pCO_2 の増加も末梢化学受容器を刺激することにより呼吸数を増やすが,動脈血 pCO_2 の増加は,低酸素血症で生じる呼吸刺激に相乗的に作用する. ただし,末梢化学受容器の CO_2 への応答は中枢化学受容器の H^+ への応答ほど重要ではないと言われている. さらには,pCO_2 の変化とは独立して,動脈血 $[H^+]$ の増加も頸動脈体末梢化学受容器を直接刺激する. すなわち,代謝性アシドーシスでは,動脈血 $[H^+]$ が増加して頸動脈体末梢化学受容器を刺激するために,呼吸数は増加する(Kussmaul呼吸).

■呼吸調節にかかわるその他の末梢受容器

呼吸調節にかかわる末梢受容器には他にも様々なタイプがあり,肺の伸展受容器,刺激受容器,J(肺胞傍毛細血管)受容器(juxtapulmonary capillary receptor),関節・筋受容器などがある.

肺の伸展受容器は,末梢気道の平滑筋に存在し,肺が拡張してこの受容器が刺激されると,呼吸数が反射的に抑制される(Hering-Breuer拡張反射).刺激受容器は,気道の上皮細胞間に存在し,有害物質(花粉や塵など)によって刺激される.J受容器は,肺胞の毛細血管近くに存在し,左心不全や肺水腫などで生じる肺毛細血管のうっ血や浮腫がJ受容器を刺激し,浅くて速い呼吸を引き起こす.関節・筋受容器は肋骨の動きによって活性化され,運動時の呼吸調節に貢献している.

体温調節のメカニズム

■熱の産生

一定の体温を保つためには，産生された熱と放出される熱のバランスを保つ必要がある．熱の産生は主として骨格筋や肝臓で行われ，20歳代の若年者では安静時体重1kg当たり1時間に約1kcalの熱を産生している．これを，基礎代謝（basal metabolic rate；BMR）と呼び，小児では倍程度に大きくなるが，高齢者では逆に0.85kcal/kg/時程度に低下する．

骨格筋からの熱の産生は筋肉運動により著明に増加し，激しい運動や重労働のときには安静時の約10倍以上の熱を産生する．寒さでふるえがきたときや，感染症に伴う悪寒戦慄（shaking chills）のときには骨格筋の不随意運動が起き，これによって熱産生が増加する．また，甲状腺ホルモンやアドレナリンも代謝を亢進して熱の産生を促す作用がある．

■熱の放散

熱の放散は外界の温度と着衣の状況によって左右される．体温よりも外界の温度が低い場合には，表5に挙げた4つの機序によって熱放散（heat transfer）が行われる．発汗がない場合にも，皮膚や粘膜からは常に水分が蒸発しており，これを不感蒸泄（insensible perspiration）と呼ぶ．体温正常で室温が28℃の時，不感蒸泄は約15mL/kg/日程度である．

表5 熱放散の機序

熱放射（radiation）	体表面からの赤外線による熱放散
熱伝導（conduction）	直接触れた物体を介する熱放散
熱対流（convection）	体表面で温まった空気が対流することによる熱放散
熱蒸発（evaporation）	体表面から汗が蒸発することによる熱放散

■ 体温の調節

　体温の調節は温度受容器とよばれる温熱を感じる受容器を介したフィードバック経路を構築して行われる．温度受容器は皮膚と深部にあり，皮膚の温度受容器は体の表面の温熱を感じて体温調節中枢（視床下部の視索前野・前視床下部）に伝え，さらにその信号は大脳皮質にも連絡されるため，暑さ・寒さとして認識される．深部の温度受容器は，前視床下部・脳幹・脊髄などにある温度感受性ニューロン（温ニューロン）が，体温の上昇や低下を感知して，体温調節中枢に伝える．

　体温調節中枢は，それ自体は暑さ・寒さを感じないが，上記のような受容器からの情報を集めて，制御信号を効果器側に送ることにより，体温の調節を行う．体温調節中枢からは，自律神経系，体性運動神経系，内分泌系のそれぞれの経路で効果器への制御信号を伝える．

　自律神経系のうち，交感神経系のβ受容体では，褐色脂肪組織に働いて脂肪の分解を促進し，さらにグリコーゲンを分解して糖の新生を促し，ふるえの起こらない熱産生を行う．交感神経系のα受容体では，皮膚や粘膜などの血管収縮を行い熱放散の遮断をもたらす．一方，副交感神経系の刺激では，アセチルコリンを伝達物質として末梢血管の拡張と発汗促進をもたらす．体性運動神経系は骨格筋に作用して「ふるえ」や「悪寒」を起こし，熱を産生する．

　内分泌系では，視床下部 – 下垂体系の活動亢進により，下垂体前葉から甲状腺刺激ホルモン（TSH）や副腎皮質刺激ホルモン（ACTH）の分泌が促進し，それぞれ甲状腺ホルモンと副腎皮質ホルモンの分泌を増加させることによって代謝を亢進させ，熱産生の促進に働く．

　感染症などで発熱する場合には，細菌の毒素や組織蛋白の異常分解産物などの外因性発熱物質（exogenous pyrogen）が免疫担当細胞に作用し，内因性発熱物質（endogenous pyrogen）が分泌され，これが体温調節中枢に作用して，体温上昇のシグナルを骨格筋などの効果器へ伝達する．

2 バイタルサイン測定の ピットフォール：Q and A

Q：血圧の値はどこでも同じか？

A：大動脈レベルでの血圧と末梢の細い動脈での血圧は異なる．心臓に直接つながる大動脈は，何本もの動脈に分岐し，その後さらに小動脈から細動脈へと分岐するにつれて徐々に内腔が細くなっていく．内腔が細くなると血管抵抗が増え，末梢の細動脈での血圧は，大動脈レベルでの血圧と比べて，だんだん高くなっていく（ピーキング現象）．

Q：血圧計カフの選択の注意点は？

A：腕の太さが太すぎる場合（上腕周囲長35cm以上），血圧の測定値は真の血圧と比較して高くなる．この場合，下肢大腿用のカフを用いるか，または前腕に血圧計の圧迫帯を巻き，橈骨動脈を聴診して測定する．逆に，腕の太さが細すぎる場合（上腕周囲長20cm以下），血圧の測定値は真の血圧と比較して低くなる．この場合には，小児用のカフを用いて測定するとよい．

Q：コロトコフ音の発生機序は？

A：コロトコフ音は血管音であり，心音ではない．カフ圧を下げていく時に，血液が中枢側から末梢側に流れ出すときに生じる渦がコロトコフ音を

起こす．コロトコフ音には5つのフェーズがある（**表1**）．

表1　コロトコフ音の5つのフェーズ

フェーズⅠ	血管を最初に鋭く振るわせる振動音（最高血圧）
フェーズⅡ	わずかに開いた血管内に速い血流が流れることによる笛吹音
フェーズⅢ	中等度開いた血管内に生じる軟らかな振動音
フェーズⅣ	前後の拍動が重なって渦流を起こしてできる笛吹音
フェーズⅤ	血管が完全に開いて音が消失（最低血圧）

動脈硬化症や高血圧症の患者では，コロトコフのⅡ音が聴こえにくくなることがあり，これを「聴診ギャップ」と呼ぶ．聴診ギャップがあるために，収縮期血圧を誤って低く測定してしまうことがある．これを避けるために，聴診法の前に触診法を行って，収縮期血圧値をおおよそ見きわめておく．

：橈骨動脈の脈の大きさに左右差が出る場合は？

A：表2のような場合がある．

表2　橈骨動脈の脈の大きさに左右差の出現する主な疾患

急性	大動脈解離
慢性	動脈硬化症による動脈閉塞・狭窄 大動脈炎症候群（脈なし病・高安病） 腫瘍による動脈の圧迫（肺尖部腫瘍など） 前斜角筋による動脈の圧迫（前斜角筋症候群など）

Q:努力呼吸を来す疾患にはどのようなものがあるか？

A: 努力呼吸は呼吸不全や喘息重積発作，COPD急性増悪などの重篤な病態をきたしていることを示唆する．表3に挙げるような項目を認めた場合には，努力呼吸があるものとして迅速な対応をすべきである．このうち，鼻翼呼吸と奇異性呼吸は特に重要であり，迅速な対応が望まれる．

表3 努力呼吸を示す徴候

鼻翼呼吸
吸気時の鎖骨上窩の陥凹
吸気時の肋間陥凹
吸気時の両側季肋部の陥凹（フーバーの溝）
奇異性呼吸（吸気時に腹部が陥凹）

Q:体温の測定部位の注意点は？

A: 体温を測定する場合に注意すべき点としては，測定部位がある．正常人の直腸温は37.5℃程度で，腋窩温は36.4℃前後である．体温に影響を与える因子には様々なものがあり，女性のほうが男性に比べてやや高い（月経周期による変動もある）．

体温は，小児のほうが成人よりもやや高い．日内変動もあり，朝6～7時頃が低く，午後の3～4時頃に高くなる．季節的には，体温は一般的に冬に低く，夏に高くなる．また，食事や運動により熱産生は亢進し，精神的興奮でもアドレナリンの分泌によって軽度の体温上昇を認めることがある．

直腸温の測定は，煩雑で羞恥心にかかわる問題もあるので，ルーチンには測定しない．ただし，低体温症（＜35℃）や高体温症（＞40℃）が疑わ

れる場合には，直腸温（または尿道カテーテルによる膀胱温）を測定する．直腸温を測定する場合には，体温計の検温部分を肛門から最低6cmは挿入したほうがよい．

●文 献
1) Orient JM：Sapira's Art and Science of Bedside Diagnosis. 4th ed, Lippincott Williams & Wilkins, 2009, p90-114.
2) Guyton AC, et al：Textbook of Medical Physiology. 11th ed, Saunders, 2005, p344-364.
3) 徳田安春：バイタルサイン（JNNブックス）．医学書院，2011．
4) 徳田安春：バイタルサインでここまでわかる．カイ書林，2011．

バイタルサイン講座 各論

§2 バイタルサイン講座〔各論〕

1 ショックの診断

ショックの定義

一般に,「主要臓器循環障害を伴う低血圧」を「ショック」と呼ぶ.ショックでは,収縮期血圧が90mmHg未満の低血圧の場合が多い.しかし,低血圧でない場合でも全身性に「主要臓器循環障害」を来せばショックと呼んでもよい.例えば普段は高血圧症で血圧が高い患者の場合,収縮期血圧が180mmHgから110mmHgに低下した程度でも「主要臓器循環障害」を来す.この場合,収縮期血圧が110mmHgでも,やはり「ショック」と呼ぶ.普段の血圧値を問診で確認しておきたい.主要臓器循環障害の主な徴候を,表1に示す.

> 収縮期血圧110mmHgでも「ショック」の場合がある

脳血流低下の徴候

表1のうち,脳血流の低下による徴候が最も早く出現する.低血圧患者を見たら,ただちに気分不良,意識障害などを確認する.これらの徴候が

表1 主要臓器循環障害の主な徴候

1	脳血流の低下: 気分不良→意識障害→全身けいれん
2	冠血流の低下: 心筋虚血・不整脈(心電図モニタリングにて)
3	腎血流の低下: 乏尿(尿量モニタリングにて<20mL/時)

1つでもあれば,「ショック・バイタル」として取り扱う.

また, 脳血流が遮断された場合には, 全身けいれんを来すことがある. その場合, 意識消失の後, 10秒程度のインターバルを経て, 全身のけいれんが見られる. 逆に, てんかん発作などの「けいれんが主体の中枢神経疾患」では, けいれん発作から始まる.

ショックの身体所見

ショックの身体所見について表2に示す. このうち,「四肢の冷感」はショックのタイプ（後述）によっては, 逆に「四肢の温感」が見られることがあり, 注意が必要である（血管拡張性ショックによるwarm shock）.

表2 ショックの身体所見

1	顔面の蒼白
2	冷汗
3	四肢の冷感 （注：血管拡張性ショックでは四肢が温かいこともあり）

ショックの患者への対応

症例1 75歳の男性
【主訴】けいれん

来院前日から突然発症した腹痛と気分不良にて, かかりつけのクリニックを受診. 受診直後に突然, 全身けいれんを発症した. かかりつけ医は,「頭部CT検査と腰椎穿刺が必要」と考え, 救急車にて患者を病院へ搬送した.

病院へ来院時，上肢の脈拍は触知可能であるも，微弱にて血圧測定はできなかった．身体所見上，腹部の触診にて拍動性腫瘤が触れ，両下肢の脈拍は触知不可だった．

ショック・バイタルに対する初期対応として，18ゲージで2本の末梢静脈ラインが確保され，急速輸液が開始された．ベッドサイドエコーにて，「腹部大動脈瘤破裂」と診断され，手術室へ直行となった．

診断　「腹部大動脈瘤破裂」

この症例における初期対応の問題は，バイタルサインを測定していなかったことである．

急性病態ではバイタルサインの測定が必須である．「ショック」が原因で脳血流が低下し，「2次的に」意識障害，けいれんを生じている患者に対しては，頭部CTの撮影などを優先してはならない．「血圧低下＋脳血流低下徴候」の患者においては，「ショック」に対する診断的評価を優先的に行うべきである．頭部CT撮影などを優先させてもたついていると，最悪の場合には，CT室で心肺停止を来す可能性もある．狭いCT室の空間では緊急対応が十分できないため，患者の生命予後は不良となる恐れがある．

> 急性病態ではバイタルサインの測定が必須

■「対称性の破れ」に注意

心臓血管系の急性病態では，急性大動脈解離と大動脈瘤破裂を見逃さないことが重要である．そのためには，血圧と脈拍の対称性（symmetry）も確認する．すなわち，「対称性の破れ」がないかどうか，四肢の脈拍を触知する．心臓血管系の急性病態で両下肢の脈拍のみが減弱していたり，

上肢の片方の脈拍のみが減弱したりしている場合には，急性大動脈解離や大動脈瘤破裂を疑う．この「対称性の破れ」とは，量子力学の用語である．素粒子レベルでは「対称性の破れ」のために宇宙が創生されたとのこと．重要な概念である．

65歳の女性
【主訴】左半身の脱力と構音障害

数年前より高血圧を指摘されるも治療せず放置していた．今回，買い物中に突然，左半身脱力を自覚し，救急車にて来院した．救命士によると，左半身運動麻痺と構音障害あり，とのこと．

バイタルサイン：血圧 90／60 mmHg，脈90／分，呼吸 18／分，体温36.3℃．

身体所見上，顔面を含む左半身筋力低下があり，緊急で撮影されたＣＴ所見と合わせて，右大脳半球領域における急性期脳梗塞との診断となった．

担当医は，脳外科オンコールに相談して緊急血栓溶解療法の準備を開始した．しかし，指導医により，四肢の脈拍の触診と上肢の血圧の左右差がチェックされた．以下がその結果である．

右橈骨動脈脈拍弱い：右上腕血圧90／60mmHg
左橈骨動脈脈拍強い：左上腕血圧170／100mmHg

「脳梗塞のみにショックなし！」というクリニカル・パールがある．このような場合では，脳梗塞以外の要因も考慮しなければならない．脳梗塞急性期患者では，血圧が140／90mmHg以上となる場合がほとんどである．それ未満であれば，むしろ他の疾患の合併も考えるべきであろう．

> 血圧が140／90mmHg未満なら，脳梗塞＋他疾患を考える

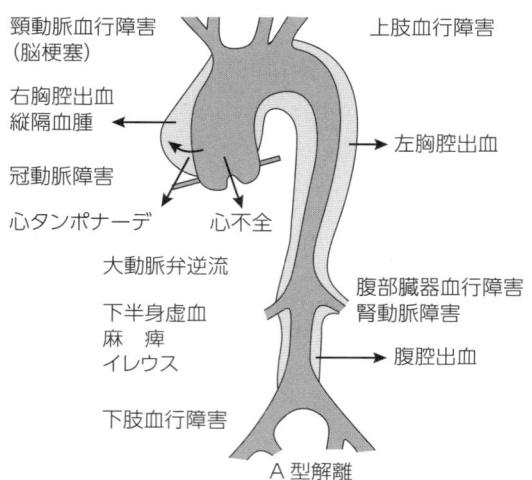

図1 スタンフォードA型大動脈解離の合併症

繰り返すが，心臓血管系の急性病態では，「対称性の破れ」がないかどうか，四肢の脈拍を触知する．脳梗塞患者は全例で血圧の左右差をチェックする．急性大動脈解離が原因となって脳梗塞を来すことがある（図1）．再度，詳しい問診によって，脱力感を自覚する前に激しい背部痛もあったことが判明した．胸部造影CTで，急性大動脈解離と診断され，緊急で手術が施行された．

> **診断** 「急性大動脈解離―スタンフォードA型（上行大動脈より解離）」

ショックの鑑別

ショックの主要な鑑別診断には4つある．これらを表3に示す．

表3 ショックの鑑別診断

1　低静脈圧型ショック 　　Shock with low venous pressure
・低容量性ショック←重症脱水，大量出血
・血管拡張性（分布型）ショック　←敗血症，アナフィラキシー
2　高静脈圧型ショック 　　Shock with high venous pressure
・心原性ショック←重症心不全，急性心筋梗塞
・閉塞性ショック←重症肺塞栓，緊張性気胸，心タンポナーデ

　このうち，低容量性ショックと血管拡張性（分布型）ショックの2つのタイプを併せて，筆者は「低静脈圧型ショック」と呼んでいる．一方，心原性ショックと閉塞性ショック2つのタイプを併せて，「高静脈圧型ショック」と呼んでいる．

　低静脈圧型ショックは頻度が高く，まず迅速な大量輸液が初期治療として行われる．逆に，高静脈圧型ショックは頻度が低く，「原因となる心臓ポンプ機能の改善や閉塞部位の解除」が初期治療として行われ，迅速な大量輸液は適応ではない．このように，静脈圧の推定はとても役に立つ身体所見である．次項で，その推定法について検討する．

●文　献
1)　徳田安春：バイタルサインでここまでわかる！　OKとNG．カイ書林，2010．

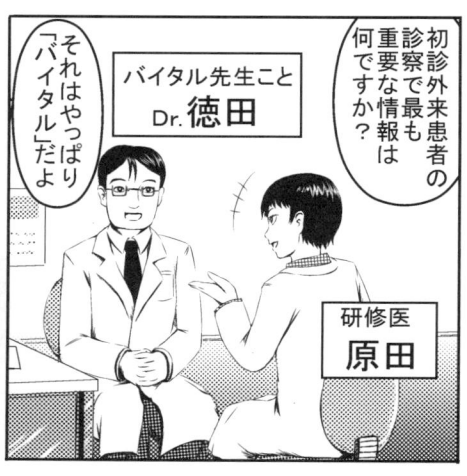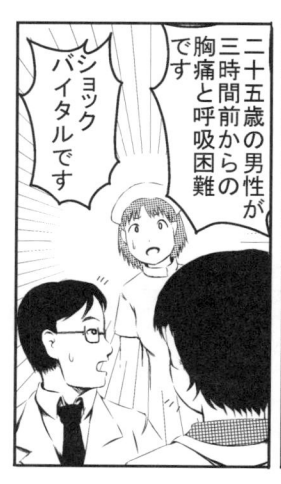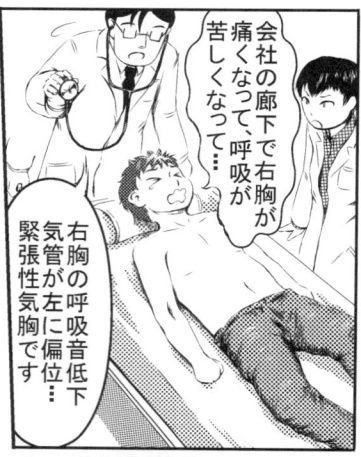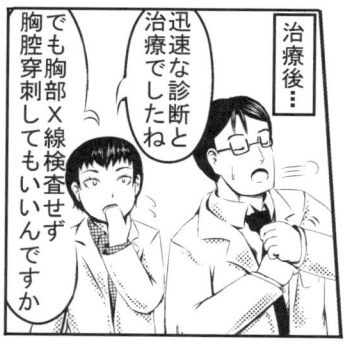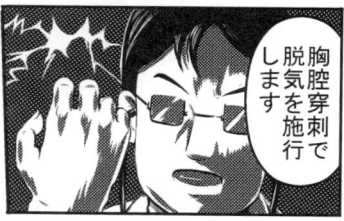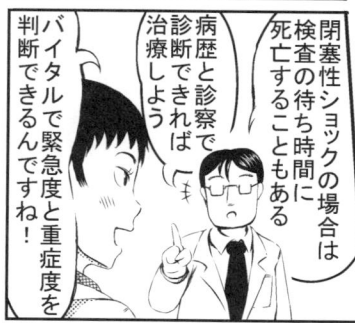

§2 バイタルサイン講座〔各論〕

2 バイタルサインとしての静脈圧

ショックの鑑別カテゴリー

前項で述べたように,低容量性ショックと血管拡張性(分布型)ショックの2つのタイプは「低静脈圧型ショック」であり,心原性ショックと閉塞性ショックの2つのタイプは「高静脈圧型ショック」である.静脈圧の推定で「低静脈圧型ショック」と「高静脈圧型ショック」の鑑別は可能である.

第5のバイタルサイン=静脈圧

低静脈圧型ショックは頻度も高いため,筆者は「通常型ショック(common type shock)」とも呼んでいる.通常型ショックの初期治療は迅速大量輸液である.逆に,高静脈圧型ショックは頻度が低いので,筆者は「非通常型ショック(uncommon type shock)」とも呼んでいる.初期治療はポンプ機能の改善(心原性ショック)または循環閉塞の解除(閉塞性ショック)である.

このように,静脈圧の評価はたいへん有用であり,筆者は「第5のバイタルサイン」と呼んでいる.

■ 静脈圧(内頸静脈圧)の推定

静脈圧の推定は中心静脈ラインを用いて行うことができる.しかし,ある程度の推定は身体所見でも行うことができる.身体所見での静脈圧は一

般的に，頸静脈圧（jugular venous pressure；JVP）を測定することを意味する．頸静脈には内頸静脈と外頸静脈があるが，静脈圧を正確に測定する場合には，上大静脈と直接，直線的に接続している「内頸静脈」を用いる．

内頸静脈圧は右心房から内頸静脈の「拍動の頂点」までの垂直距離で表す．ただし，内頸静脈は皮下を走行しているため肉眼で直視できない．皮膚の拍動を確認することによって内頸静脈の拍動を診る．内頸静脈の拍動は正常では2峰性の波形となっている（図1）．肉眼では，心臓の収縮期に合わせて，下降する急峻なX谷（正確にはX'谷）が認められる．心臓の拡張期に合わせて，穏やかに下降するY谷が認められる．三尖弁閉鎖不全症では，CV波結合により上昇するV波を収縮期に認める（図2）．

右心房から内頸静脈の「拍動の頂点」までの垂直距離は直接体表から測定することは困難であるため，通常は胸骨角から内頸静脈の「拍動の頂点」までの垂直距離をまず測定する．図3で示すように，体位（坐位の角度）にかかわらず，胸骨角から右心房までの垂直距離は約5cmであるので

> 内頸静脈圧（cmH$_2$O）
> ＝胸骨角から内頸静脈の「拍動の頂点」までの垂直距離＋5cm．
> 正常値は3〜9

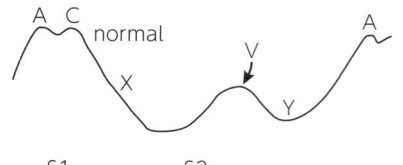

図1 正常の頸静脈波形（jugular venous wave form）

（文献1より）

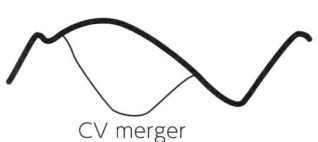

図2 三尖弁閉鎖不全症の頸静脈波形（CV波結合；CV merger）

（文献1より）

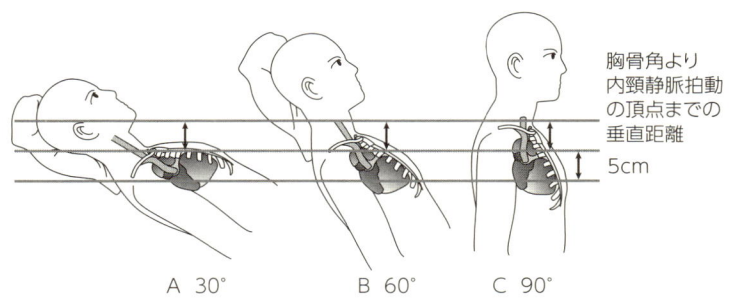

図3 体位にかかわらず胸骨角から右心房までの垂直距離は約5cm

(文献2より)

(身長の高低による差はあるが),胸骨角から内頸静脈の「拍動の頂点」までの垂直距離を測定した後,5cm加算し,内頸静脈圧とする.

例えば,胸骨角から内頸静脈の「拍動の頂点」までの垂直距離が2cmであれば,内頸静脈圧は$2+5=7cmH_2O$となる.内頸静脈圧の正常値は$3〜9cmH_2O$(右心房より)である.

立位(坐位)で静脈圧が上昇しているかどうかを診る場合には,右の鎖骨上を観察して,静脈拍動を確認することから始めてもよい.静脈圧が低下している場合には,立位(坐位)では静脈拍動を確認できない.

ただし,ショックバイタルの時には脳血流が低下するので,坐位は禁忌である.

■外頸静脈を用いた静脈圧の測定

外頸静脈の観察が容易な患者の場合は,外頸静脈を用いた静脈圧の推定を行ってもよい.ただ,その場合は正確度が落ちる.外頸静脈は上大静脈に直通しておらず(2回の分岐でつながる),静脈弁もあり,かつ内頸静脈より細いためである.

■ 手背静脈を用いた静脈圧の測定

　内頸静脈と外頸静脈のいずれも観察が困難な場合には，手背静脈を利用してもよい．まず，手背面を上部に向けたまま手を心臓の高さより低い位置に置く．しばらくすると，手背静脈が怒張してくる．手背面を上部に向けたまま，徐々に手の高さを上げていき，心臓の高さを超えて高くしていくと，急に手背静脈が虚脱するポイントに到達する．そのポイントの高さから右心房までの垂直距離が静脈圧となる．

血圧計を用いない動脈圧の推定法

　ところで，病院外などで血圧計が手元にない場合でも，血圧（動脈圧）を推定できる方法がある．検者の両手の第2〜4指で，患者の片腕の上腕動脈と橈骨動脈を同時に触診する．ここで，上腕動脈に圧迫を加えて，橈骨動脈の脈が消失するかどうかを診る．軽度の圧迫で脈が消失した場合には収縮期圧はおよそ80mmHg，中等度の圧迫で脈が消失した場合には収縮期圧はおよそ100mmHg，強い圧迫で脈が消失した場合には収縮期圧はおよそ120mmHgとなる[3]．

　正確な測定をするための訓練には，較正（calibration）が必要となる．ある患者の血圧を血圧計で測定し，その後でこの方法を行い，「圧迫の程度」を調節し，較正とする．

> 軽度の圧迫で脈が消失＝収縮期圧80mmHg
> 中等度の圧迫で脈が消失＝収縮期圧100mmHg
> 強い圧迫で脈が消失＝収縮期圧120mmHg

奇　脈

動脈圧では呼吸性の変動を見ることがある．健常人でも血圧は吸気時に

表1　奇脈の測定手順

奇脈の測定は以下の手順で行う．
1. カフ圧を収縮期圧以上に上げてから徐々にカフを脱気し圧を下げる．
2. コロトコフⅠ音が呼気時にのみ聴かれる最高圧のポイントを見つける．
3. そのポイントでカフの脱気を止め，吸気時に音が消失し，呼気時にコロトコフⅠ音が聴取されるかどうかを確認する．
4. ゆっくりと2mmHgごとカフ圧を下げ，カフの脱気を止める．
5. 上記4を繰り返して徐々に圧を下げ，すべての心拍動でコロトコフ音が聴かれる圧のポイントを見つける．
6. 上記の2と5のポイントの差が10mmHg以上となる場合，奇脈ありとし，そのサイズも記録する．

低下し呼気時に上昇するが，3〜9mmHg程度の変動に留まる．この呼吸性変化が10mmHg以上となる場合，奇脈（pulsus paradoxus）と呼ぶ．奇脈の測定手順を**表1**に示す．奇脈を認める疾患には，心タンポナーデや喘息重積発作などがある．心タンポナーデが進行すると，閉塞性ショック（高静脈圧型ショック）を来す．

　心タンポナーデでは，左心室の拡張障害を来すが，吸気時における静脈還流の増大に伴い右心室内の圧の増加によって心室中隔が圧迫され，左心室容積が相対的に小さくなる．左心室容積の縮小によって，左心室から拍出される血液駆出量が低下し，動脈圧（収縮期血圧）が低下する．奇脈のサイズ（呼気時収縮期血圧 − 吸気時収縮期血圧）が大きければ大きいほど，心タンポナーデの重症度が高い．そのため，奇脈を認めたら，奇脈のサイズをフォローすることにより，重症度のモニターとすることができる．

奇脈
→動脈圧の呼吸性変化が10mmHg以上

●文 献
1) Tokuda Y, et al:Intern Med 46:1885, 2007.
2) Lynn S Bickley:Bates' Guide to Physical Examination and History Taking. 10th ed, Lippincott Williams & Wilkins, Philadelphia, 2008.
3) Constant J:Beside Cardiology. 5th ed, Lippincott Williams & Wilkins, Philadelphia, 1999.
4) 徳田安春:バイタルサインでここまでわかる! OKとNG. カイ書林, 2010.

3 脈拍の診断

脈拍の機序

　心臓は収縮と拡張を繰り返しながら，肺で酸素を取り込んだ血液を大動脈へ送り出している．このような血液の駆出によって生み出される動脈の圧の変化が，心臓から末梢の動脈へ脈波として伝達される．これは，体の表面近くを走る動脈に触れることで，拍動として感じることができる．これを脈拍と呼ぶ．

■脈の診察

　まず，脈拍数や脈のリズムを診ていく．3本の指をそろえて橈骨動脈に沿って平行に置き，均等に力を加えると，それぞれの指腹に脈を触れることができる．次に，患者の心臓側に置いた指（薬指）に圧力を加える．拍動が示指に伝わらなくなるまで圧を加えることにより，動脈の硬さ（弾力性）を知ることができる．

　動脈硬化が進んだ状態では，少々の圧力を加えたとしても，容易に脈波を遮断することはできない．また，貧血，甲状腺機能亢進症，大動脈弁閉鎖不全症のような大脈（pulsus magnus）の場合でも，脈波を遮断することは困難となるので，注意が必要である．

■脈拍数と脈のリズム

　脈のリズムが整であれば，15秒の脈拍数を測定し，4倍して脈拍数とする．脈拍が比較的遅い場合には，30秒間測定して2倍するとよい．ま

た，脈拍が不整であれば，1分間の脈拍数を数える．

脈のリズムは，規則的リズムと不規則的リズムに分けられる．不規則的リズムはさらに，規則的不規則リズムと不規則的不規則リズムに分けられる．

規則的不規則（regularly irregular）リズムでは，脈と脈の間の時間間隔は等しくないが，その「等しくない時間間隔」が「ほぼ規則的に表れる」．心室性または上室性期外収縮などが主な原因となる．不規則的不規則（irregularly irregular）リズムは，「等しくない時間間隔」が「不規則に表れる」．こうした絶対性不整脈は心房細動（atrial fibrillation；AF）が多いが，多源性心房頻拍（multifocal atrial tachycardia；MAT）のこともある．

> **脈拍数の数え方**
> 脈のリズムが，
> 　整：15秒の脈拍×4
> 　（比較的遅い場合：30秒の脈拍×2）
> 　不整：1分間の脈拍数を数える

呼吸と脈のリズムの関係

呼吸に関連して脈のリズムは変化する．吸気によってしだいに脈が速くなり，呼気によって遅くなる．これを洞性不整脈（sinus arrhythmia）と呼ぶ．「不整脈」という名がつくが病的ではなく，健常若年者によく見られる．吸気によって心臓への静脈還流が増大することにより右心房が拡張し，Bainbridge反射により脈が速くなる．

頻　脈

心拍数が毎分100以上の場合を頻脈と呼ぶ．高齢者では，毎分90以上で頻脈と呼んで対応したほうがよい．運動により心拍数は増加するが，最大心拍数は年齢が増すにつれて低下する．「220－年齢」が予測最大心拍

表1 頻脈を来す主な状態

A 全身組織の酸素需要増大
1. 運動
2. 感染症
3. 甲状腺機能亢進症←敗血症,アナフィラキシー
B 心臓駆出量(stroke volume)の低下
1. 心不全
2. 絶対的な静脈還流量の低下(出血や脱水)
3. 全身の血管拡張による相対的静脈還流量の低下(アナフィラキシーや敗血症)

数とされる．頻脈を来す主な状態を**表1**に示す．

心拍出量を維持しようとする生体のメカニズムでは，「心拍数×心室1回駆出量＝心拍出量」に従う．**表1B**にあるように，心臓の左心室1回駆出量が低下するような時も，心臓の拍動回数を増加させることになる．

> 予測最大心拍数＝「220－年齢」

徐 脈

心拍数が毎分60未満の場合を徐脈と呼ぶ．運動選手などでは安静時心拍数が40以下ということもあり，徐脈＝病的ではない．ただし，徐脈によって失神，低血圧，心不全などの症状が誘発される場合には，「病的」であり，治療が必要となる．洞不全症候群や房室ブロック以外にも，薬剤（ジギタリス，β遮断薬，ドネペジルなど），高K血症，甲状腺機能低下症，副腎機能低下症，低体温などの全身性疾患も徐脈の原因となるので注意を要する．

次に症例を見てみる．

§2-3 脈拍の診断

症例1　55歳の男性
【主訴】胸部不快感

喫煙(+)で，1日1箱を30年間吸っていた(1 pack × 30 year = 30 pack-year).

仕事中に突然，胸部不快感を自覚し，タクシーで来院した．冷汗(+)．

バイタルサイン：血圧120/90mmHg，脈50/分，呼吸18/分，体温36.3℃．

身体所見上，頸静脈圧の上昇(右心房から12cmH_2O)あり．吸気時に静脈圧が上昇していた．心電図にて，Ⅱ，Ⅲ，aV_FでST上昇と胸部誘導でST低下を認め，急性心筋梗塞(下壁)の診断となる．

> **診断**　「Bezold-Jarisch反射と右室梗塞を伴う急性下壁心筋梗塞」

Bezold-Jarisch反射とは，心臓の機械受容器の刺激により，迷走神経求心路を介する中枢性の交感神経抑制と副交感神経刺激が起こり，末梢血管の拡張と徐脈により血圧低下を来す反射である．下壁心筋梗塞によく合併する．下壁心筋梗塞ではまた，右室梗塞を合併することも多い．

この症例では，Kussmaul徴候(吸気時に静脈圧が上昇)も認め，V_4Rの1mm以上のST上昇，心エコー図で右室akinesisがあり，右室梗塞を確認した．右室梗塞では，ニトログリセリンを投与するとショックとなる恐れがあり，注意を要する．

各論

脈拍欠損とは

　脈拍と心拍数は正常では一致するが，心房細動などの病的状態では一致しないことがある．前述のように，心房細動は不規則的不規則リズムであり，拡張期の短い時と長い時の後の心室収縮期が不規則に起こる．頻脈性心房細動で「短い拡張期」の後では，心室内への静脈還流による血液充満が十分行われないために，心臓の空打ち状態が起こる．

　心臓の空打ちでは，末梢まで脈の拍動として伝えられないことがあり，触診上は脈が欠落したように感知される．これによる「心拍数と脈拍数のギャップ」を脈拍欠損と呼ぶ．心房細動の治療は「心拍数」を目安に行われるべきであり，脈拍欠損がある場合には，脈拍数ではなく心拍数で評価したい．心房細動の心電図と脈波の同時記録を図1に示す．

> 心房細動の治療は「心拍数」を目安に行う

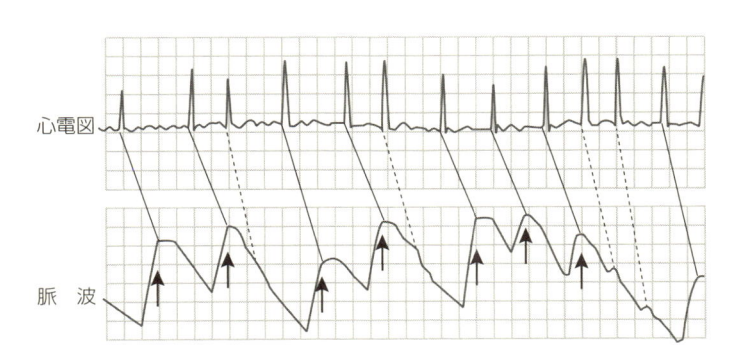

図1　頻脈性心房細動の心電図と脈波の同時記録

矢印は脈が触れる状態を示す．実線で結んだものは脈拍として触れるが，点線で結んだものは脈拍として感知しない．　　　　　　　　　（文献1より）

脈拍欠損の診かた

　心拍数と脈拍数を同時に測定することにより，脈拍欠損を推定することができる．片手を左前胸部に当て，心尖拍動を触れ，心拍数をカウントし，もう一方の手で橈骨動脈に触れ脈拍数を測定する．頻脈性心房細動で心不全を伴う場合の治療では，心拍数を調整する（低下させる）ために正確な心拍数の評価が重要となる．頻脈性心房細動による心不全患者の心拍数記入を行ったバイタル表を図2に示す．

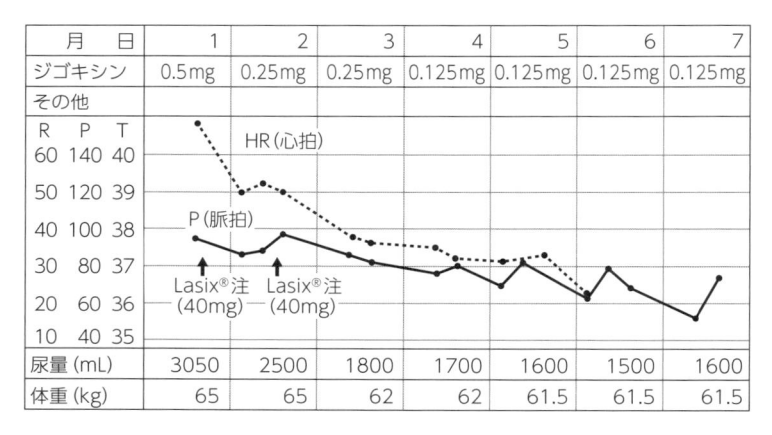

月　　日	1	2	3	4	5	6	7
ジゴキシン	0.5mg	0.25mg	0.25mg	0.125mg	0.125mg	0.125mg	0.125mg
その他							
R　P　T 60 140 40 50 120 39 40 100 38 30　80 37 20　60 36 10　40 35	HR（心拍） P（脈拍） Lasix®注 （40mg）	Lasix®注 （40mg）					
尿量 (mL)	3050	2500	1800	1700	1600	1500	1600
体重 (kg)	65	65	62	62	61.5	61.5	61.5

図2　頻脈性心房細動による心不全患者のバイタル表

治療による脈拍欠損の減少消失が見てとれる．
R：呼吸，P：脈，T：体温．

（文献1より）

●文　献

1)　日野原重明：刷新してほしいナースのバイタルサイン技法．日本看護協会出版会，2002.
2)　徳田安春：バイタルサインでここまでわかる！　OKとNG．カイ書林，2010.

§2 バイタルサイン講座〔各論〕

4 バイタルの逆転と脈拍の異常

バイタルの逆転

「脈拍数＞収縮期血圧」を「バイタルの逆転」と呼ぶ．「バイタルの逆転」に加え，臓器循環障害症候（気分不良，意識障害，冷汗，冷感，乏尿）があれば「ショック」を意味する．すなわち，血圧が正常範囲内であっても，脈拍数130／分＞収縮期血圧120mmHgで，かつ上記症状があればショックとして対応すべきである．ただし，このルールは徐脈性疾患をもつ患者には適用できない．

> 脈拍数＞収縮期血圧
> ＝バイタルの逆転

徐脈性疾患

徐脈を来す原因には様々なものがある（**表1**）．Bezold-Jarisch反射は，迷走神経求心路を介する中枢性の交感神経抑制と副交感神経刺激（迷走神経遠心路）が起こる結果，徐脈と末梢血管の拡張により血圧低下を生じるものである．下壁心筋梗塞に伴うことが多く，右心室の機械受容器の刺激により起こる（**図1**）．

排尿，排便，咳嗽，嚥下などのある決まった状況下で起こる状況性失神（situational syncope）もBezold-Jarisch反射が関係している．膀胱，腸管，気管・気管支，食道などの各臓器に存在する機械受容器の刺激により，Bezold-Jarisch反射を生じる．

最近では慢性腎臓病（CKD）に対してACE阻害薬やARBが投与されることが多くなり，高K血症がよく見られるようになった．慢性腎臓病は腎

表1 徐脈を来す疾患

心疾患
・洞不全症候群
・房室ブロック
自律神経反射
・Bezold–Jarisch反射
電解質異常
・高K血症
環境
・低体温
内分泌疾患
・甲状腺機能低下症
薬剤性
・β遮断薬
・非ジヒドロピリジン系Ca拮抗薬(ジルチアゼム,ベラパミルなど)
・コリンエステラーゼ阻害薬(ドネペジルなど)
・抗利尿ホルモン・バソプレシン製剤(ピトレシン®持続注射など)
・α刺激薬(フェニレフリン,メトキサミンなど)

機能低下でK排泄能がもともと低下しているため高K血症になりやすい.慢性腎臓病に対してACE阻害薬やARBを投与する際には,短期インターバルでKフォローを行うなどの慎重なモニタリングが必要となる.

また,慢性心不全でもACE阻害薬やARBが投与されることが多くなった.この場合,抗アルドステロン薬(スピロノラクトン)も併用されていることが多く,高K血症になりやすい.また,慢性心不全では慢性腎臓病も併発しやすいので,より高K血症になりやすい.さらに,慢性心不全の患者ではβ遮断薬(カルベジロールなど)を投与されていることも多く,高K血症を起こした時に徐脈を来しやすい.一方で,慢性心不全では低

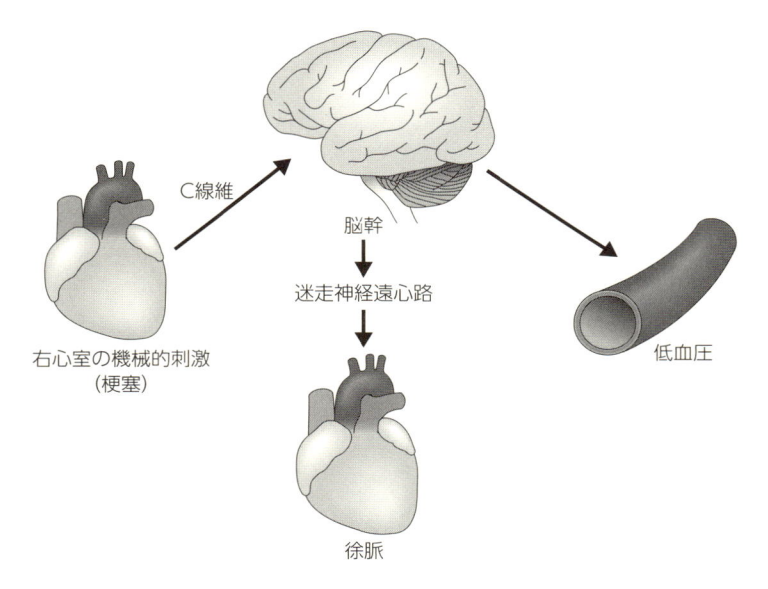

図1 Bezold-Jarisch反射

(文献1より改変)

K血症で不整脈(心室頻拍；VTや心室細動；VFなど)を来す恐れもある．慢性心不全の患者の外来フォローでは血清Kのモニタリングは必須ということになる．

低体温(35℃未満)では，徐脈，徐呼吸，低血圧，意識障害などのバイタルサインの異常を見る．高齢者は薬剤性の徐脈を来しやすい．アルツハイマー病の治療に使用されるドネペジルなどのコリンエステラーゼ阻害薬でも徐脈を来すことがある．

頻脈性疾患

「脈拍数＞収縮期血圧」を「バイタルの逆転」と呼び，「ショック」を示唆

すると冒頭で述べた．この解釈の前提として，頻脈性疾患を除外する必要がある（表2）．

体位性頻脈症候群（postural orthostatic tachycardia syndrome；POTS）は，若年女性にしばしば見られる起立時の頻脈を来す症候群である．動悸，胸痛，呼吸困難，疲労感，めまい，失神，運動耐容能低下などの様々な症状が立位で起こる．血圧はほとんど，あるいはまったく低下しない．症状発症の機序は明らかでない．

向精神薬（major tranquilizerなど）や抗不整脈薬（Ia群薬，Ic群薬など）などの多くは抗コリン作用を有し，頻脈を来すことがある．特に高齢者で出現しやすい．複数薬剤内服中の患者では，様々な薬物相互作用（drug-drug interaction）にも注意したい．

比較的徐脈

表2において，頻脈を来す要因の中に，「高体温」がある．体温上昇の程度に合わせて脈拍増加を見る生理的反応である．高体温にもかかわらず，このような脈拍増加を見ない時，比較的徐脈と呼ぶ．一般的には，体温39℃で脈拍数＜110/分，体温40℃で脈拍数＜130/分を指す．37〜38℃台の場合には，比較的徐脈の有無に言及することはできない．

比較的徐脈を来す疾患を表3に挙げる．肺炎では異型肺炎（atypical pneumonia）に多い．これを来す細菌感染症は細胞内寄生性の細菌によるものが多い．頻度としては，薬剤熱も多い．原因不明の発熱で，全身状態が良好で，感染症の徴候がなく，比較的徐脈を見る場合には薬剤熱も考える．すなわち，詳細な内服歴を聴取すべきでもある．

> 比較的徐脈とは
> 体温39℃で脈拍数＜110/分
> 体温40℃で脈拍数＜130/分

表2 頻脈を来す疾患

心疾患
- 上室性頻脈
- 心室性頻脈

自律神経反射
- 体位性頻脈症候群

電解質異常
- 低K血症

環境
- 高体温

内分泌疾患
- 甲状腺機能亢進症
- 褐色細胞腫

薬剤性
- 抗コリン作用を有する薬物(向精神薬,抗不整脈薬など)
- ジヒドロピリジン系Ca拮抗薬(ニフェジピンなど)
- シロスタゾール
- β刺激薬(ドパミンなど)

精神心理的要因
- 不安,恐怖,心配ごと

表3 比較的徐脈を来す疾患

細菌感染症
- 腸チフス,パラチフス
- マイコプラズマ肺炎
- レジオネラ
- ブルセラ症
- オウム病
- 野兎病
- リケッチア(ツツガムシ病,日本紅斑熱など)
- スピロヘータ(ワイル病など)

薬剤熱

腫瘍熱

デルタ心拍数20ルール

「体温が摂氏1℃上昇するごとに心拍数が20/分以上増加する場合→細菌感染症の可能性が高い」を「デルタ心拍数20ルール」という.例えば普段のバ

> デルタ心拍数20ルール
> $= \Delta HR / \Delta BT > 20$
> →細菌感染症の可能性が高い

イタルサインで心拍数(HR)60,体温(BT)35.5℃の高齢者の場合,急性発熱性疾患でHR 120,BT 37.5の時はHR60上昇／BT2.0上昇＝30（⊿HR／⊿BT＞20）となり,細菌感染症の可能性が大と言える．在宅医療や施設入所中高齢者などで役に立つルールと考える．

● 文 献

1) Ashley EA, et al：Cardiology Explained. Remedica, London, 2004.
2) 徳田安春：バイタルサインでここまでわかる！ OKとNG. カイ書林, 2010.

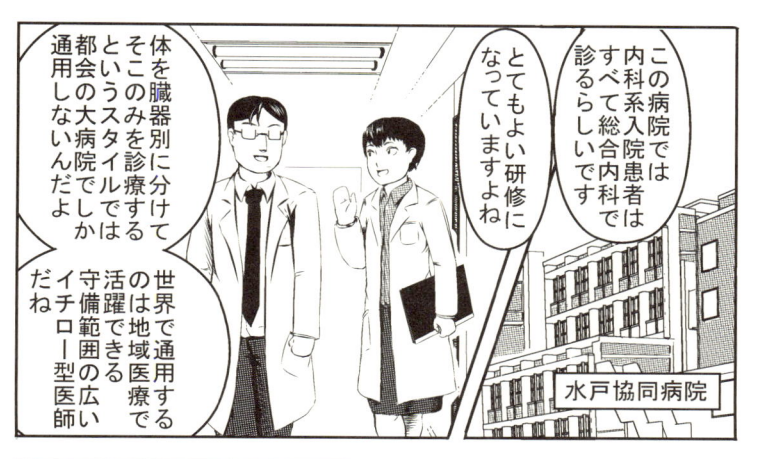

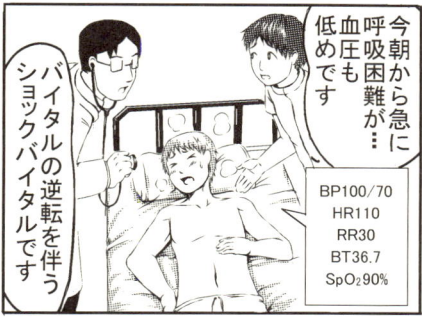

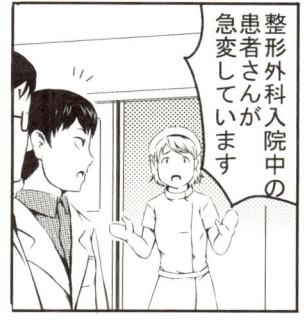

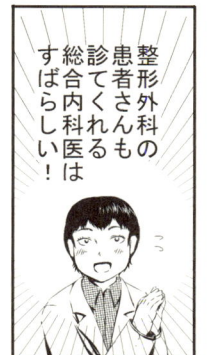

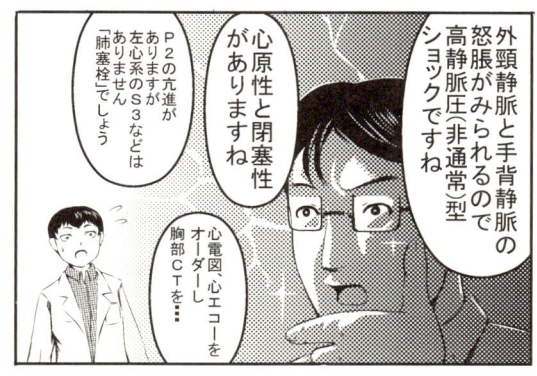

§2-4 バイタルの逆転と脈拍の異常

5 呼吸とその異常

呼吸数

呼吸数は1分間の呼吸回数で表される．健康成人の安静時呼吸数は，毎分12～23回である．一般に，乳幼児や高齢者では安静時の呼吸数が多くなる．呼吸数のカウントは胸郭の運動を観察して行う．30秒間カウントして2倍してもよい．

患者が意識的に頻呼吸や息こらえなどを行うおそれがある場合，腹部の聴診などの際に，胸郭の運動を観察しながら，呼吸数をカウントするとよい．

呼吸が浅くて胸郭の動きが評価しにくい場合には，ティッシュなどの紙片を鼻孔に当てることなどで測定できる．呼吸数の異常病態について表1にまとめた．

表1　呼吸数の異常病態

頻呼吸：呼吸数毎分24回以上．ほとんどの場合で呼吸は浅くなる
・呼吸器疾患，心疾患
・代謝性アシドーシス（Kussmaul呼吸）
・神経筋疾患
・緊張，興奮，痛み刺激
徐呼吸：呼吸数毎分12回未満．ほとんどの場合で呼吸は深くなる
・中枢神経疾患
・脳圧亢進
・呼吸抑制性薬剤（麻酔薬，鎮静薬など）
無呼吸：呼気位で呼吸が一時的に止まった状態
・上記の徐呼吸を来す疾患
・睡眠時無呼吸症候群

症例 1

75歳の男性
【主訴】上腹部痛

既往歴に高血圧,糖尿病,脂質異常症,逆流性食道炎,胆石症あり.
旅行先のホテルに滞在中,急に上腹部痛を自覚.冷汗(+).
電話で医師に連絡.本人は胆石症と考え,医師に注射薬(スコポラミン:ブスコパン®)を持ってくるように頼んだ.
バイタルサイン:血圧140/90mmHg,脈120/分,呼吸38/分,体温36.3℃.
身体所見上,頸静脈圧の上昇(胸骨角から5cmH$_2$O)あり.心音でS3(3音),両側下肺野にlate-inspiratory cracklesを聴取.腹部は軟らかく圧痛なし.Murphy徴候陰性.胆石症による発作では呼吸数の増加が説明できないと考え,救急車にて病院まで搬送.心電図にて前胸部誘導でST上昇,血液検査でトロポニン陽性,胸部単純写真にて肺うっ血を認めた.

診 断	左心不全(肺うっ血)を伴う急性前壁心筋梗塞

腹痛患者における呼吸数評価の意義

腹痛を主訴に来院する患者では「まずは腹部臓器以外の疾患を考える」という原則がある.その場合,呼吸数に注目するとよい.腹痛を主訴とする患者において,呼吸数が異常に増加している場合には(≧毎分30回),胸腔内臓器の疾患も考慮すべきである.

> 呼吸数の異常増加(≧毎分30回)では,胸腔内蔵器疾患に注意!

§2-5 呼吸とその異常

表2　上腹部痛と呼吸数増加（≧毎分30回）を来す主な状態

肺疾患
・胸膜炎，膿胸
・肺塞栓症
・肺底部の肺炎
心疾患
・心筋梗塞＋心不全
・心外膜炎
・大動脈解離
内分泌疾患
・副腎不全
・糖尿病性ケトアシドーシス
腹部疾患
・続発性腹膜炎（消化管穿孔，壊死などによる）
・原発性腹膜炎（肝硬変や膠原病，FMF*に伴うもの）
・虚血による腸管壊死

*家族性地中海熱（familial mediterranean fever；FMF）．最近日本でも報告例あり．

「痛みそのものによるストレス」でも呼吸数は増加する．しかし，その場合でも毎分30回未満であることが多い．

　上腹部痛を訴える患者で呼吸数が異常に増加している場合，主要な鑑別として，胸膜炎，肺塞栓症，膿胸，肺底部肺炎，心筋梗塞，大動脈解離，心外膜炎などが挙げられる（表2）．上腹部近くに位置する臓器で腹腔外にあるものとしては，肺，心臓，胸膜，心膜，大動脈などの重要なものがあることを再確認したい．一方，腹部疾患が原因で呼吸数が異常に増加している場合には，腹膜炎や腸管壊死などによる敗血症を考える．

表3 敗血症で呼吸数増加を見るパターン

1. 敗血症→サイトカインが呼吸中枢を刺激→呼吸数増加
2. 敗血症→乳酸（代謝性）アシドーシス→換気を刺激[*1]→呼吸数増加
3. 敗血症の原因が肺炎→呼吸数増加
4. 敗血症→急性呼吸窮迫症候群[*2]→呼吸不全→呼吸数増加

[*1] 代償性呼吸性アルカローシス（Kussmaul呼吸）
[*2] acute respiratory distress syndrome（ARDS）

「脱水vs敗血症」における呼吸数評価の意義

「悪寒戦慄」などを呈する患者では，敗血症の存在を考える．その場合，「バイタルの逆転」，すなわち「脈拍数＞収縮期血圧」であればショックを示唆する．このようなショックバイタルの要因鑑別では，「脱水vs敗血症」がよく問題となる．感染症を来している患者では，飲水低下・下痢・嘔吐などにより脱水も合併していることが多いからである．

この鑑別でもバイタルサインに注目するとよい．著明な呼吸数増加を見る場合（≧毎分30回），敗血症の存在を考える．脱水のみでは呼吸数は増加しない．敗血症において，呼吸数増加を見るパターンのいくつかを**表3**に示す．

Kussmaul呼吸では呼気臭を嗅ぐこと（嗅診）

尿毒症や敗血症などで血液のpHが低下した際（代謝性アシドーシス），それを代償するために代償性呼吸性アルカローシスを起こし，Kussmaul（クスマウル）呼吸を呈する．そして，深い呼吸が規則的に持続する．この場合，過換気症候群（パニック障害）などと誤って，ペーパーバッグ呼吸などを行ってはならない．一般的にKussmaul呼吸では，一時的に

$$H_3C-S-CH_3$$

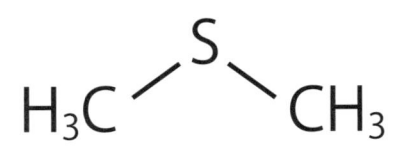

図1 硫化メチル（dimethyl sulfide）

表4　呼気臭によるKussmaul呼吸の鑑別

アセトン臭→糖尿病性ケトアシドーシス
尿臭→尿毒症
腐卵臭→肝性脳症
嫌気臭→嫌気性菌感染症

「息こらえ」が可能であるが，過換気発作では「息こらえ」は困難である．Kussmaul呼吸を疑う場合には，必ず血液ガス分析を行う．

　Kussmaul呼吸の原因鑑別で重要なヒントは，呼気の臭いである．例えば，呼気が尿臭である場合，尿毒症を考慮する．「腐った卵にニンニクをかけた臭い」では肝性脳症（肝性口臭，fetor hepaticus）を考える．肝性口臭の原因物質はこれまで詳細不明であったが，最近の研究結果によると，硫化メチル（dimethyl sulfide，**図1**）がその主要な原因物質であるということがわかった[1]．

　Kussmaul呼吸の呼気臭による鑑別については，**表4**を参照されたい．

●文　献

1) Van den Velde S, et al：J Chromatogr B Analyt Technol Biomed Life Sci 875：344, 2008.
2) 徳田安春：バイタルサインでここまでわかる！　OKとNG. カイ書林, 2010.

6 体温とその調節

熱の産生

　ヒトが一定の体温を保つためには，体内で産生された熱と体内から放散される熱が平衡状態を保つ必要がある．熱の産生の多くは筋肉や肝臓で行われ，20歳の若年者では，適温適湿下で空腹・安静時に1kcal/kg/時の熱を産生している．これを基礎代謝と言う．基礎代謝は年齢によって変化し，小児の基礎代謝は大きく，逆に高齢者は小さい．

　筋肉運動により，筋肉からの熱の産生が増加する（運動代謝）．激しい運動や重労働の時には，安静時に比べて約10倍以上の熱を産生できる．敗血症などの悪寒戦慄（shaking chills）時には，激しい骨格筋運動により熱産生が著明に増加する．このことから，悪寒戦慄の後に体温が上昇することがわかる．

熱の放散

　熱の放散の効率は，外界の温度と着衣の状況に依存する．体温よりも外界の温度が低い場合には，4つの機序によって熱放散が行われる（**表1**）．発汗がない場合でも皮膚や粘膜からは常に水分が蒸発しており（不感蒸泄），体温正常で室温が28℃の時，不感蒸泄は15mL/kg/日程度である．

表1　熱放散の機序

熱蒸発 (evaporation)	水分（汗）が体表面から蒸発する熱の放散
熱放射 (radiation)	体表面からの赤外線の放散
熱伝導 (conduction)	直接触れたものを介する熱の放散
熱対流 (convection)	体表面で暖まった空気が対流する熱の放散

体温の調節

体温の調節は，皮膚と深部脳（視床下部・脳幹・脊髄）にある温熱を感じる受容器（温度受容器）を介したフィードバック経路を構築して行われる．温度受容器は，体温の上昇や低下を感知して体温調節中枢（視床下部前部）に伝えている．さらに，その信号は大脳皮質にも連絡されるため，大脳によって「暑さ」や「寒さ」として認識される．

視床下部前部の体温調節中枢は，自律神経系，運動神経系，内分泌系を通して，制御信号を効果器へ送ることにより，体温の調節を行う．交感神経系の刺激のうち，汗腺を支配している神経伝達物質はアセチルコリンであり，汗腺を刺激して発汗を促進し熱蒸発が起きる（図1）．

自律神経系のうち，副交感神経系の刺激では，神経終末からアセチルコリンが伝達物質として分泌される．これにより，末梢血管が拡張し熱の放散がもたらされる．

体温の測定

健康人における体温の平均値は，腋窩温は36.4℃前後であるが，中心体温に最も近いと考えられる直腸温では37.5℃程度である．口内温は，

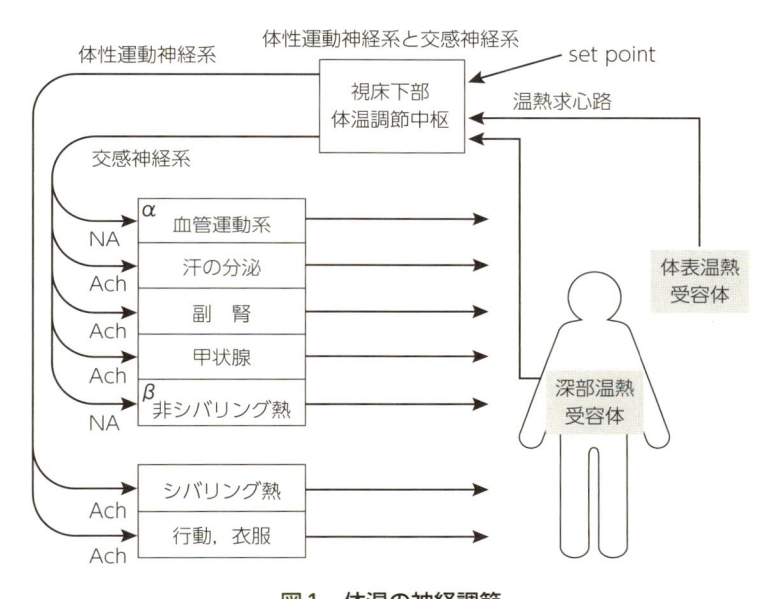

図1 体温の神経調節

NA：ノルアドレナリン，Ach：アセチルコリン．

直腸温と腋窩温の中間付近である．低体温症（＜35℃）や高体温症（＞40℃）が疑われる場合には，直腸温を必ず測定するようにする．直腸温を測定する場合には，体温計の検温部分を肛門から最低6cmは挿入したほうがよい．

> 直腸温測定
> →体温計の検温部分を
>   肛門から最低6cmは挿入

症例1　78歳の男性
【主訴】活気低下

1月下旬の冬場．5日前より全身倦怠感と食欲低下があり，当日朝より

活気低下．家族に連れられ受診．甲状腺機能低下症にて内服加療中でもあった．

バイタルサイン：血圧110／60mmHg，脈拍60／分，呼吸数12／分．

デジタル体温計では，腋窩体温は「測定不能」であった．

身体所見では「冷たい」皮膚を認めた．

直腸温測定用の温度計で測定した結果，直腸温が24℃であった．低体温では心拍数や呼吸数は低下する．体温が28℃を下回った場合には，心室細動が起こることがある．また，体温が低くなるほど死亡のリスクは増大する．低体温症（＜35℃）や高体温症（＞40℃）が疑われる場合には，直腸温を必ず測定すること．

診 断	低体温症

正常体温の変動

体温は日内変動があり，午前6～7時頃が低く，午後3～4時頃に最も高くなっている．季節的には，冬に低く，夏に高くなる．食事や運動，精神的興奮（アドレナリン分泌の増加）により熱産生は亢進し，軽度の体温上昇を認めることがある．

●発熱の機序

感染症などで体温が上がる場合は，表2のような機序による．

●熱型パターン

重要な熱型には稽留熱，弛張熱，間歇熱の3つがあり，表3に示す．

●極度の高体温（extreme hyperthermia）

高体温（40.2℃以上）を来しうる代表的な疾患を表4に示す．

表2 感染症で体温が上がる機序

1. 細菌やウイルス,毒素などの外因性発熱物質が免疫担当細胞に作用
   ↓
2. 免疫担当細胞から内因性発熱物質が分泌
   ↓
3. 内因性発熱物質が体温調節中枢に作用
   ↓
4. 体温調節中枢から筋肉などの効果器へシグナルが伝達
   ↓
5. (悪寒などにより)骨格筋などの効果器が熱を産生

表3 重要な熱型

稽留熱 (sustained fever)	日内変動が摂氏1℃以内で38℃以上の高熱が持続するもの(重症肺炎や粟粒結核,腸チフスの極期,髄膜炎など)
弛張熱 (remittent fever)	日内変動が摂氏1℃以上で37℃以下までは下がらないもの(敗血症,感染症,膿瘍,悪性腫瘍,膠原病など)
間歇熱 (intermittent fever)	日内変動が摂氏1℃以上で37℃以下まで下がるもの(マラリアなど)
周期熱 (periodic fever)	規則的な周期で発熱を引き起こすもの(マラリア,回帰熱など)
波状熱* (undulant fever)	発熱時期と発熱しない時期とが区別されているもの

*波状熱には,下記のような特殊型もある.
・Pel-Ebstein型発熱:3〜10日間弛張熱が続き,次いで3〜10日間の平熱期を見るもので,発熱期と平熱期を交互に不規則に繰り返す.ホジキン病に特徴的.
・回帰熱(relapsing fever):ダニやシラミによって媒介されるスピロヘータ感染症で,1週間の発熱期と1週間の平熱期を交互に規則的に繰り返す.アフリカで報告されている.

表4 高体温(40.2℃以上)を来しうる代表的な疾患

1. 感染症：インフルエンザ，敗血症，脳炎，髄膜炎
2. 悪性症候群
3. 熱射病
4. 悪性高熱症
5. 甲状腺クリーゼ

不明熱 (fever of unknown origins)

古典的な不明熱の定義では，「発熱が3週間以上持続し，かつこの間に少なくとも3回38.3℃以上となり，1週間の入院精査にもかかわらず診断の確定しないもの」とされていた．その後の不明熱の定義では，入院精査の期間が3日間に短縮された．発熱期間を3週間以上としたのは，一過性のウイルス感染症を除外するためである．ほとんどのウイルス感染は2週間以内(長くても3週間以内)には自然軽快する．

不明熱の主要原因は，① 感染症，② 膠原病，③ 腫瘍(血液やリンパ系の腫瘍など)，④ 薬剤熱，であり，これらを「不明熱原因四大カテゴリー」と呼ぶ．

> 不明熱の主要原因は，①感染症，②膠原病，③腫瘍，④薬剤熱

●文 献
1) 徳田安春：バイタルサインでここまでわかる！ OKとNG．カイ書林，2010．

§2-6 体温とその調節

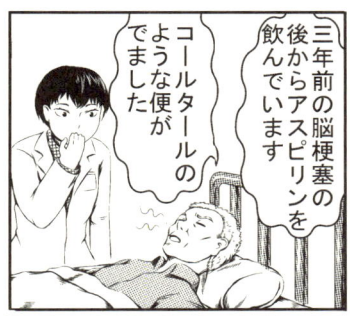

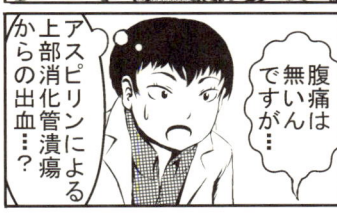

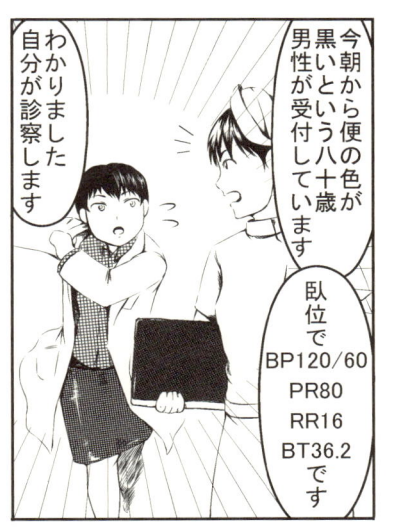

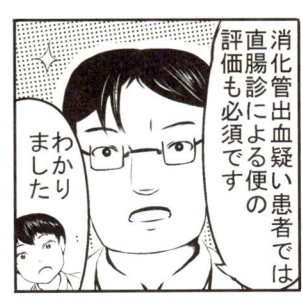

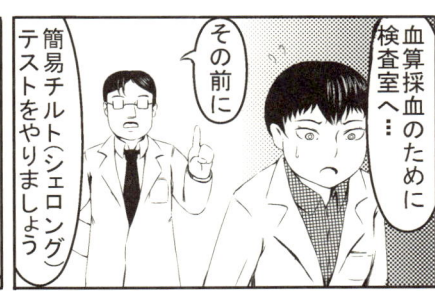

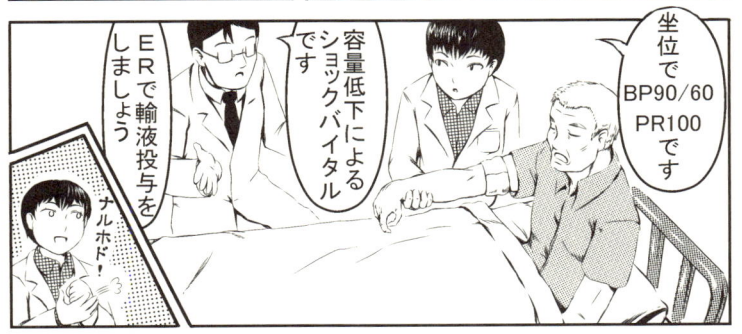

7 意識障害とその評価

意識障害の解剖

「意識」は脳幹(中脳と橋・延髄)の神経細胞群から生じた刺激が左右の大脳半球を刺激することによって生じる。これら脳幹の神経細胞群は,脳幹網様体(上行性網様体賦活系)と呼ばれている。「意識」は中枢神経の生命活動が正常に作動していることを示すものであり,バイタルサインの1つとして評価したい。

意識障害は,解剖学的には,脳幹網様体,間脳(視床・視床下部・視床上部・視床後部),または両側びまん性大脳半球のいずれかで起こる(表1).

意識障害が増悪し,刺激で覚醒しない状態を昏睡(coma)と呼ぶ。表1のうち,②間脳または③脳幹性昏睡を合わせて構造的昏睡(structural

表1 意識障害の解剖

①両側の大脳半球がびまん性に障害(代謝性意識障害)	→脳以外の全身的な要因で脳細胞が全体的に障害される
	→低血糖・低酸素症・高炭酸ガス血症・高アンモニア血症・電解質異常・薬物過量摂取など(外因性と環境異常も含む)
②間脳が障害(間脳性意識障害)	→小脳テントの上にある病変が間脳(視床・視床下部・視床上部・視床後部)を障害し,脳幹網様体から大脳半球への神経経路を侵す
	→出血・浮腫・腫瘍などが拡大して間脳を圧迫障害するものなど
③脳幹網様体が直接障害(脳幹性意識障害)	→脳幹部の出血・梗塞・腫瘍などで脳幹網様体が直接に障害されるもの

coma)と呼び，①の代謝性昏睡(metabolic coma)と区別する．脳外科的な疾患による昏睡は構造的昏睡であり，内科的な疾患による昏睡は代謝性昏睡である．昏睡患者の原因頻度は，構造的昏睡が40％，代謝性昏睡が60％である．代謝性昏睡の頻度が高いことから，「昏睡患者を見たら何も考えずに即座に脳CTを撮る」というプラクティスは勧められないことがわかる．

> **昏睡の原因頻度**
> 構造的昏睡：40％
> 代謝性昏睡：60％

意識障害の病態生理

意識障害の原因はまた，病態生理でも分類できる．大きく分けて以下の**表2**のようなカテゴリーとなる．

頭蓋内疾患は局所神経徴候や神経学的左右差があることが多い．頭部外傷や脳血管障害などがある．一方，代謝性脳症は，局所神経徴候がなく，神経学的左右差がないことが多い．脳の循環障害を来すもの(ショックや心不全など)，脳の低酸素状態を来すもの(気道閉塞，呼吸停止など)，脳の代謝障害を来すもの(臓器不全，糖尿病など)がある．

「意識障害を見たらまず低血糖を除外すべき」というクリニカルパールが導かれるが，ピットフォールとして，代謝性脳症(低血糖など)でも局所神経徴候を示すことがある．外因性・環境異常は，現病歴などの状況から鑑別可能である．精神疾患には統合失調症や転換性障害(ヒステリー)が含まれる．

意識障害の鑑別チェックリスト

意識障害の鑑別によく使われるチェックリストに，AIUEOTIPSがある(**表3**)．

表2 意識障害の病態生理

1. 頭蓋内疾患（構造的昏睡）
2. 代謝性脳症（狭義の代謝性昏睡）
3. 外因性・環境異常
4. 精神疾患

表3 AIUEOTIPS

A	Alcohol（アルコール）
I	Insulin（インスリン）：低血糖も含む
U	Uremia（尿毒症）
E	Encephalopathy（脳症）／Electrolytes（電解質異常）／Endocrine（内分泌疾患）
O	Oxygen（低酸素血症）／Overdose（薬物中毒）／Opiate（麻薬）
T	Trauma（外傷）／Temperature（体温異常）
I	Infection（感染症）
P	Psychiatric（精神疾患）／Porphyria（ポルフィリア症）
S	Shock（ショック）／Stroke（脳卒中）／SAH（くも膜下出血）／Seizure（てんかん）／SDH（硬膜下血腫）／Syncope（失神）／Senile（老人性脳循環不全）

意識レベルの評価

　意識障害の評価は，病態の進行・改善や治療効果の判定のために不可欠である．情報の正確な共有のためにも，コーマ・スケールを用いて記載する．ジャパン・コーマ・スケール（Japan Coma Scale；JCS）は，日本でよく使用されている意識障害の深度（意識レベル）分類である（**表4**）．覚醒度によって3段階に分けられ，さらにそれぞれ3段階あることから，

表4 ジャパン・コーマ・スケール（Japan Coma Scale；JCS）

Ⅰ．覚醒している（1桁の点数で表現）	
0	意識清明
1（Ⅰ-1）	見当識は保たれているが意識清明ではない
2（Ⅰ-2）	見当識障害がある
3（Ⅰ-3）	自分の名前・生年月日が言えない

Ⅱ．刺激に応じて一時的に覚醒する（2桁の点数で表現）	
10（Ⅱ-1）	普通の呼びかけで開眼する
20（Ⅱ-2）	大声で呼びかけたり，強く揺するなどで開眼する
30（Ⅱ-3）	痛み刺激を加えつつ，呼びかけを続けると辛うじて開眼する

Ⅲ．刺激しても覚醒しない（3桁の点数で表現）	
100（Ⅲ-1）	痛みに対して払いのけるなどの動作をする
200（Ⅲ-2）	痛み刺激で手足を動かしたり，顔をしかめたりする
300（Ⅲ-3）	痛み刺激に対しまったく反応しない

注：R（不穏）・I（糞便失禁）・A（自発性喪失）などの付加情報をつけて，JCS200-Iなどと表す．

3-3-9度方式とも言う．表記方法には3桁の整数で表すもの（300など）と，大分類と小分類をつなげて表記する方法（Ⅲ-300など）がある．

グラスゴー・コーマ・スケール（Glasgow Coma Scale；GCS）は，1974年に英国で開発された意識障害の分類で，現在世界的に広く使用されている評価スケールである．開眼・言語・運動の3つの分野に分けて記録し，合計点数も記載する（**表5**）．

意識障害の病歴と身体所見

病歴聴取では，正確かつ必要な情報を得るようにする．問診内容のポイントは発症時の状況，現病歴，基礎疾患，既往歴，内服薬などである．発症様式にも注意すべきであり，突然発症では血管障害を示唆する．バイタ

表5 グラスゴー・コーマ・スケール (Glasgow Coma Scale ; GCS)

開眼機能 (Eye opening)「E」
4点：自発的に，またはふつうの呼びかけで開眼
3点：強く呼びかけると開眼
2点：痛み刺激で開眼
1点：痛み刺激でも開眼しない
言語機能 (Verbal response)「V」
5点：見当識が保たれている
4点：会話は成立するが見当識が混乱
3点：発語は見られるが会話は成立しない
2点：意味のない発声
1点：発語見られず
運動機能 (Motor response)「M」
6点：命令に従って四肢を動かす
5点：痛み刺激に対して手で払いのける
4点：指への痛み刺激に対して四肢を引っ込める
3点：痛み刺激に対して緩徐な屈曲運動
2点：痛み刺激に対して緩徐な伸展運動
1点：運動見られず

注：記述は，「E○点，V○点，M○点，合計○○点」と表現する．正常は15点満点．最低点の深昏睡は3点．点数が小さいほど重症．

ルサインの評価も重要で，血圧上昇 (収縮期血圧＞170mmHg) は頭蓋内疾患を示唆し，血圧低下 (収縮期血圧＜90mmHg) は非頭蓋内疾患を示唆する[1]．

> 収縮期血圧＞170mmHgは頭蓋内疾患を示唆
> 収縮期血圧＜90mmHgは非頭蓋内疾患を示唆

身体所見では「眼球の観察」が最重要である．瞳孔径の左右差がなく対光反射が迅速であれば非頭蓋内疾患を示唆し，瞳孔不同 (anisocoria) があり対光反射が消失していれば頭蓋内疾患を

示唆する[2].

　髄膜刺激徴候として項部硬直の有無をチェックすることも重要である．ケルニッヒ徴候があれば髄膜刺激徴候ありとする．これは，患者を仰臥位とし，股関節を直角に屈曲させ，ついでゆっくりと膝関節を伸展させていき，膝関節屈曲に抵抗があって135°以上に伸展しにくい場合に陽性とする．髄膜刺激徴候が陽性であれば，髄膜炎やくも膜下出血，出血性梗塞が考えられる．

> ケルニッヒ徴候陽性
> ＝膝関節屈曲が135°以上に伸展しにくい

　神経所見では，局所神経徴候と神経所見の左右差を探すことが重要である．神経学的検査では，意識レベルの評価に加えて，眼所見，脳幹反射，四肢運動機能，髄膜刺激徴候，不随意運動などを評価する．

● 文 献

1) Ikeda M, et al：BMJ 325：800, 2002.
2) Tokuda Y, et al：Postgrad Med J 79：49, 2003.
3) 徳田安春：バイタルサインでここまでわかる！ OKとNG．カイ書林，2010.

§2 バイタルサイン講座〔各論〕

8 SpO₂とその評価

SpO₂とは

パルスオキシメータの普及により，SpO₂（エスピーオーツー）すなわち経皮的酸素飽和度が迅速かつ簡単に測定できるようになった．酸素飽和度とは，血液に含まれるヘモグロビンと酸素の結合の程度であり，血液中のヘモグロビンのうち酸素（O₂）で飽和された酸化ヘモグロビンの割合のことである．SはSaturationのS，pはpulse oximetryのpを指す．

一方，動脈血採血によって測定された動脈血酸素飽和度は，SaO₂（エスエーオーツー）である．一般的には，ほぼSpO₂＝SaO₂となるが，測定条件や病態などにより，SpO₂≠SaO₂となることがあり，注意を要する．

酸素分圧と酸素飽和度の関係はS字状

動脈血によって体全体に輸送される酸素量のうち，「血漿に直接溶解した酸素量」は，ヘモグロビンと結合した酸素量と比べて微量のみである（高圧酸素療法中を除く）．そのため，ここではヘモグロビンと結合した酸素量のみに焦点を当てる．

ヘモグロビンに結合する酸素の割合（SaO₂）の増加は，酸素分圧（PaO₂）の増加に対して直線的な比例関係ではなく，S字状に増えていく．動脈血酸素分圧とヘモグロビンに結合する酸素量の関係を示した図を酸素解離曲線と呼び，S字状の曲線となる．また，体温37℃の状態でpH7.4

(%)

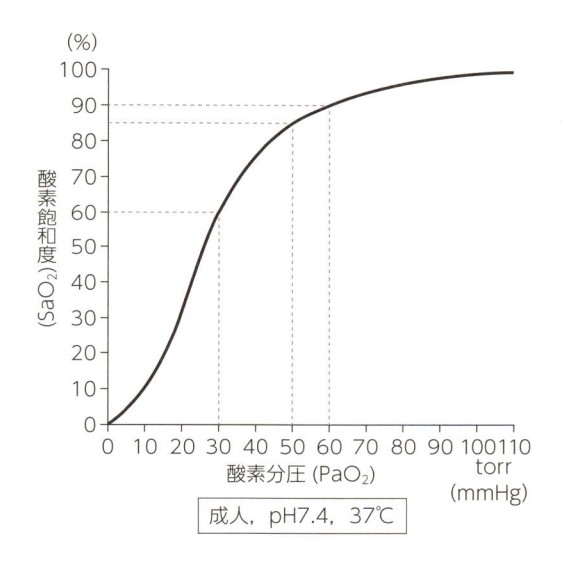

成人，pH7.4, 37℃

図1　標準酸素解離曲線

条件下の酸素解離曲線を，標準酸素解離曲線と呼ぶ(**図1**).

標準酸素解離曲線による，SaO_2とPaO_2の具体値を**表1**に示す．mmHgはtorr（最近の単位）とほぼ一致している．

$SaO_2 = 50\%$の時のPaO_2値は，標準状態で26torrである．これをP_{50}と言い，酸素解離曲線の左右への移動（ヘモグロビンと酸素の親和性）の指標として使われる．体温が上がる，あるいはpHが下がると酸素解離曲線は右に移動し，酸素がヘモグロビンから離れやすくなり組織に酸素が供給されやすくなる．軽度の高体温と軽度のアシデミア（酸血症）は，組織での酸素供給を促進させる．逆に，過度の低体温と過度のアルカレミア（アルカリ血症）は，組織での酸素供給の面ではあまり良くないことがわかる．

> P_{50}とは「SaO_2が50%の時のPaO_2値」．標準状態で，26torr

表1 酸素飽和度と酸素分圧の関係

酸素飽和度 – 酸素分圧換算表
(成人のヘモグロビン：pH = 7.4，37.0℃)

SaO_2 (%)	PaO_2 (torr)	SaO_2 (%)	PaO_2 (torr)
60	31	80	44
61	32	81	45
62	32	82	46
63	33	83	47
64	33	84	49
65	34	85	50
66	34	86	51
67	35	87	53
68	36	88	55
69	36	89	57
70	37	90	59
71	37	91	61
72	38	92	64
73	39	93	67
74	39	94	71
75	40	95	76
76	41	96	82
77	42	97	91
78	42	98	104
79	43	99	132

呼吸不全

通常，PaO_2が60torr以下になると身体に悪影響が出る．そのため，室内気(room air)吸入時でPaO_2が60torr以下の呼吸障害を呈する肺の病的状態は「呼吸不全」と定義されている．$SaO_2 = SpO_2$より，SpO_2が91％でPaO_2が61torr，SpO_2が90％であるとPaO_2が59torrであるので，肺の病気でSpO_2が90％以下の場合は呼吸不全を示すことになる．

吸気酸素濃度(FiO_2)を上げるとPaO_2も上がるため，酸素化の指標

として、酸素化係数（P/F比）＝PaO_2/FiO_2が利用される．P/F比の正常値は450程度である．正常の肺と換気状態ではFiO_2を1％上げるとPaO_2は7torr上昇する．肺の急性びまん性障害において，P/F比が300以下の場合は急性肺障害（acute lung injury；ALI）と呼ぶ．200以下では急性呼吸窮迫症候群（acute respiratory distress syndrome；ARDS）と呼ぶ．

> 酸素化係数（P/F比）＝PaO_2/FiO_2
> 正常値は450程度

吸気酸素濃度の概算

人工呼吸器を使用している場合や，ベンチュリーマスク（インスピロン社の製品が代表的なため，インスピロン®とも呼ばれる）使用時は，FiO_2は設定可能であるが，通常の酸素療法を行っている場合は**表2**のFiO_2概算値を利用する．室内気（room air）吸入時のFiO_2は21％（計算上の便宜を考えて20％としてもよい）である．

肺や呼吸の状態で多少の増減はあるが，臨床現場の利用では**表2**の内容で十分である．また，下記のような概算法もある．

- 鼻腔カニューレ：酸素を1L上げると，FiO_2は約4％ずつ上昇する．
- 酸素マスク5〜9L：FiO_2＝（酸素Xリットル−1）×10
- リザーバー付マスク6〜9L：FiO_2＝（酸素Xリットル）×10

注意すべきは，「酸素マスク4L/分以下でのFiO_2は室内空気とほぼ同じとなる」ことである．酸素流量を4L/分以下とする場合には，鼻腔カニューレにスイッチする．これは，酸素流量4L/分以下では，マスク内に吐き出した「呼気」を再吸入してしまうためである．酸素マスクでは40％

表2 酸素療法における吸気酸素濃度の概算

鼻腔カニューレ		酸素マスク		リザーバー付マスク	
酸素流量 (L/分)	FiO_2 (%)	酸素流量 (L/分)	FiO_2 (%)	酸素流量 (L/分)	FiO_2 (%)
1	24	5	40	6	60
2	28	6	50	7	70
3	32	7	60	8	80
4	36	8	70	9	90
5	40	9	80	10	99

> 酸素マスクでは40％以下の酸素吸入はできない

以下の酸素吸入はできない．一方，リザーバー付マスクでは，呼気の再吸入を防止するため，酸素流量は6L/分以上にすることが必要である．

酸素療法の副作用

高炭酸ガス血症を伴う慢性呼吸不全患者への，不用意な高濃度酸素投与で「CO_2ナルコーシス」が引き起こされる可能性がある．慢性高炭酸ガス血症ではCO_2の蓄積により延髄の化学受容器の$PaCO_2$に対する感受性が鈍麻した状態となり，PaO_2に依存した換気調節となっている．このような患者に高濃度酸素を投与すると，PaO_2が急激に上昇することにより換気が抑制されCO_2が溜まる．これを避けるため，意識レベルが保たれている高炭酸ガス血症を伴う慢性呼吸不全患者では，鼻腔カニューレ0.25～0.5～0.75～1L/分（それぞれFiO_2は21,22,23,24％）のうちから選択した酸素投与（調節的酸素療法，controlled oxygenation）を行い，PaO_2を上げすぎないようにする[2]．

また，高濃度酸素による肺障害もあり，酸素毒性（oxygen toxicity）と呼ばれている．100％の酸素を24～48時間吸入すると，毛細血管の内

皮細胞の障害が起こる．50％以上の濃度の長時間吸入でもある程度の障害があると言われており，できるだけ48時間以上続けないようにする．

> 高濃度酸素吸入は48時間以上続けない

SpO₂使用のピットフォール

酸素解離曲線がS字状であるということは，臨床上重大な意味がある（図2）．

すなわち，PaO_2は「急激に」低下しているにもかかわらず，SpO_2は90％台で「徐々に」低下している（図2矢印A）．しかし，その後80％台以下となったSpO_2は曲線の坂を「転げ落ちるように」急激に低下するの

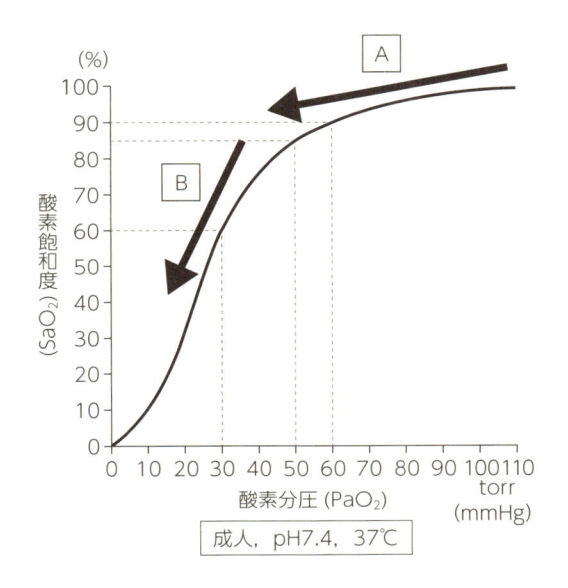

図2 急変時における酸素解離曲線の動き（矢印）

（文献1より改変）

である(図2矢印B).

　末梢組織への酸素の供給低下は，まず呼吸数増加に反映される．呼吸数によって組織への酸素供給量が十分であるかどうかの評価をした上で，SpO_2をみる．呼吸数を欠いたSpO_2のみで呼吸モニターをしていると，呼吸不全や心不全の急激な発症の診断が遅れるのである．このピットフォールを回避するためには，「呼吸数」を測定すればよい．SpO_2を記載する場合には，呼吸数の記載も必須である．

　また，SpO_2は，パルス拍動の検知ができない重度の低血圧やショック，重度の末梢の血流低下(動脈硬化症)では正確な測定ができない．このような場合には動脈血ガス分析を行う．さらに，パルスオキシメータは光の透過率で飽和度を測定しているため，メトヘモグロビン(Met-Hb)や一酸化炭素ヘモグロビン(CO-Hb)では，酸化ヘモグロビンと同じとして測定してしまう．$SpO_2 \neq SaO_2$でその差が5％以上となる(saturation gap)場合，Met-Hb血症を疑い，直接Met-Hbを測定する．一酸化炭素中毒を疑う場合も，SpO_2は当てにならないので，直接CO-Hbを測定する．

> saturation gap
> →$SpO_2 \neq SaO_2$で
> その差が5％以上

● 文　献
1) 小俣義則,他：富士山におけるバイタルサインの数値変化の測定結果について
 <http://www.geocities.jp/fems_site/vitalsign/66.jpg>
2) Austin MA, et al：BMJ 341：c5462, 2010.
3) 徳田安春：バイタルサインでここまでわかる！OKとNG. カイ書林, 2010.

§2 バイタルサイン講座〔各論〕

9 糖尿病患者のバイタルサイン

症例1
45歳の男性
【主訴】意識障害，右半身脱力

現病歴：公園のベンチで倒れているところを通行人が発見し，救急車にて搬送．

バイタルサイン：血圧180／90mmHg，脈130／分，呼吸数18／分，体温36.2℃．

意識レベル：JCS Ⅱ-30．

身体所見：両手，額，前胸部に冷汗をかいていた．右半身不全麻痺を認めた．

その後の経過：迅速血糖チェックにて血糖値35mg／dL，50％ブドウ糖40mL静注にて意識レベルは回復，右半身不全麻痺も軽快した．頭部CT検査で異常なし．

患者本人からの情報：1型糖尿病でインスリンを使用中であった．今朝は，朝食を摂らずにインスリンを注射後，公園に散歩に出かけていたという．

| 診 断 | 低血糖 |

低血糖のバイタルサイン

　意識障害へのロジカルアプローチでは,「意識障害では, まず低血糖を考える」という原則がある. 症例1のように, 糖尿病でインスリンを使用しているという病歴が不明の場合があり, 意識障害では全例, 迅速血糖チェックを行うべきである.

　最近は糖尿病の厳格な管理が勧められていることや, 新しいクラスの血糖降下薬が利用できるようになったことから, 低血糖による意識障害で救急搬送されるケースが多い. 救急救命士にも, ぜひ迅速血糖チェックを行うことができるようにしてほしいものである.

> 意識障害では全例, 迅速血糖チェックを!

　低血糖ではまた, 半身麻痺などの局所神経脱落症状や構音障害などを呈することがあり, 脳血管障害に類似するので注意を要する. 脳血管障害疑いでは, 頭部CT撮影を行う前に全例, 迅速血糖チェックを行うべきである. "A stroke is never a stroke until it has received 50mL of D50 (D50=50% dextrose)" という, 有名なクリニカルパールもある (Lawrence M. Tierney, Jr より personal communication).

　症例1のバイタルサインでは,「血圧と脈拍の高値」を認めていた. 低血糖に対する生体の反応（インスリン拮抗ホルモン）として, 交感神経系亢進（アドレナリン, ノルアドレナリンの上昇）がある. そのため, 薬剤性低血糖では「血圧と脈拍の上昇」を認める.

　低血糖でも血圧の高値を認めるため, 血圧が高いからといって脳血管障害とは限らない. 同症例では, 両手, 額, 前胸部に冷汗をかいていたが, これも交感神経系亢進の徴候である.

　薬剤性以外の他の原因による低血糖では, 血圧が低下するようなものもあるため注意を要する (**表1**).

表1 低血糖における原因別バイタルサイン異常

	血圧	脈拍数	呼吸数
薬剤性	上昇	上昇	正常
敗血症	正常または低下	上昇	上昇
AKA*	正常または低下	上昇	上昇
副腎不全	正常または低下	低下～上昇	正常

*アルコール性ケトアシドーシス（alcoholic ketoacidosis；AKA）

また，敗血症でも低血糖を見ることがある．分布型ショックとなるため，血圧低下と頻脈を認めるが，サイトカインによる呼吸中枢の刺激で呼吸数の増加を見る．重症化すると，乳酸アシドーシスを来すため呼吸数の増加を見る（代償性の呼吸性アルカローシス）．

アルコール性ケトアシドーシス（alcoholic ketoacidosis；AKA）では脱水が必発であり，血圧低下と頻脈を認めるが，ケトアシドーシスとなるため，呼吸数の増加（代償性の呼吸性アルカローシス）を見る．副腎不全も低血糖を来すことがあるが，血圧は正常または低下する．

症例2 65歳の女性
【主訴】発熱，咳

現病歴：糖尿病で以前からクリニック外来通院中．SU薬を内服．今回は，3日前から発熱，咳あり．クリニック外来受診．

バイタルサイン：血圧120／80mmHg，脈70／分，呼吸数18／分，体温38.2℃．意識清明，SpO_2 96％（room air）．

身体所見：呼吸音正常．

胸部単純X線写真：異常な陰影なし．

その後の経過：診断は急性気管支炎疑いとなり，経口抗菌薬の処方を考

えた.しかし,この時点で迅速血糖チェックでは350mg/dLであった.この患者ではDKA*の可能性はあるのか? ただし,このクリニックでは,血液ガス分析器や尿アセトン検査機器は装備されておらず,これらの検査を行うには,救急病院へ紹介しなくてはならない.

*糖尿病性ケトアシドーシス(diabetic ketoacidosis;DKA)

診 断　急性気管支炎

DKAのバイタルサイン

DKAの一般的な診断基準は,表2の3項目を満たすことである.

糖尿病患者では,様々な要因でDKAを発症することがある(表3).このうち,感染症は頻度も高く,重要な原因である.

> DKA発症の要因は,4つのIと覚える!

症例2では,急性気管支炎という「感染症」を来しているが,迅速血糖チェックで350mg/dLであったため,DKAの可能性について考慮しなければならない.ここでバイタルサインに注目してみると,DKAでは「脱水+ケト

表2　DKAの一般的な診断基準

① 血糖 ≧ 250mg/dL
② 代謝性アシドーシス:動脈血 pH ≦ 7.30 または動脈血 HCO_3^- ≦ 18mEq/L,アニオンギャップ > 12
③ ケトン体陽性(血中アセト酢酸,または β-ヒドロキシ酪酸が上昇)

表3　DKA発症の要因

- 感染症(Infection)
- インスリン中断(Insulin lack)
- 梗塞(Infarction)
  心筋梗塞,脳梗塞,腸管膜梗塞
- 幼児(Infant)

※4つのIと覚える.

各 論

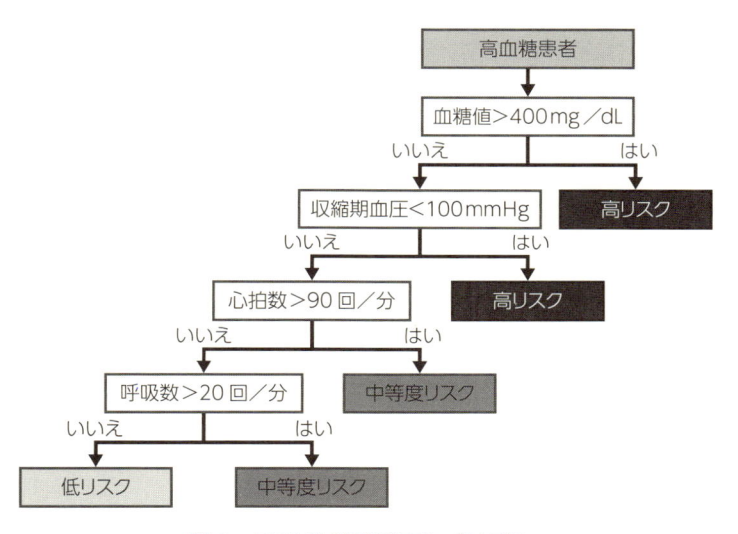

```
                    ┌─────────────┐
                    │  高血糖患者  │
                    └──────┬──────┘
                           │
                  ┌────────┴────────┐
                  │ 血糖値>400mg/dL │
                  └────────┬────────┘
                 いいえ ┌──┴──┐ はい
                        │     ├──────────┐
              ┌─────────┴────────┐   ┌───┴────┐
              │ 収縮期血圧<100mmHg │   │ 高リスク │
              └─────────┬────────┘   └────────┘
                 いいえ ┌┴┐ はい
                        │ ├──────────┐
              ┌─────────┴────┐   ┌───┴────┐
              │ 心拍数>90回/分 │   │ 高リスク │
              └─────────┬────┘   └────────┘
                 いいえ ┌┴┐ はい
                        │ ├──────────┐
              ┌─────────┴───┐   ┌────┴─────┐
              │ 呼吸数>20回/分│   │ 中等度リスク │
              └─────────┬───┘   └──────────┘
                 いいえ ┌┴┐ はい
              ┌─────────┘ └─────────┐
         ┌────┴───┐            ┌────┴─────┐
         │ 低リスク │            │ 中等度リスク │
         └────────┘            └──────────┘
```

図1 DKA除外診断アルゴリズム

(文献2より,著者一部改変)

アシドーシス」により,頻脈と頻呼吸(Kussmaul大呼吸)を来すことが多い.脱水が重度となると,低血圧を見ることもある.すなわち,DKAではバイタルサインの異常を見ることが必至で,バイタルサインが正常であればDKAは否定的となる(**図1**).

本例では,体温以外のバイタルサインが正常であることから,DKAの可能性は低いとの判断で,経口抗菌薬を処方して2日後の外来フォローとした.2日後に再診してみると,患者は全身状態も良好で,解熱し咳も軽快していた.

●文 献
1) 徳田安春:バイタルサインでここまでわかる! OKとNG.カイ書林,2010.
2) Tokuda Y, et al:Diabetes Res Clin Pract 87:366, 2010.

水戸協同病院

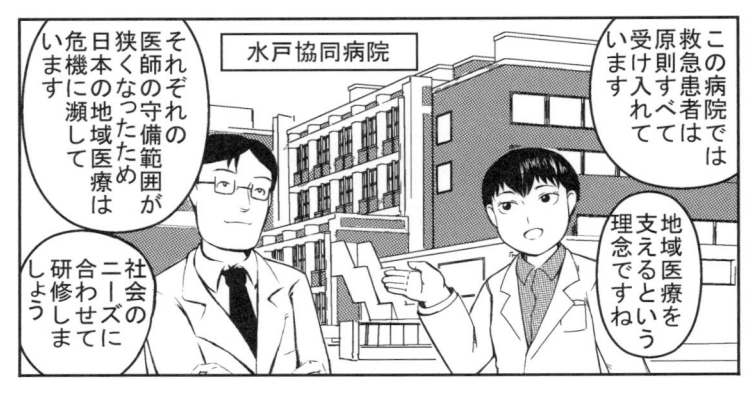

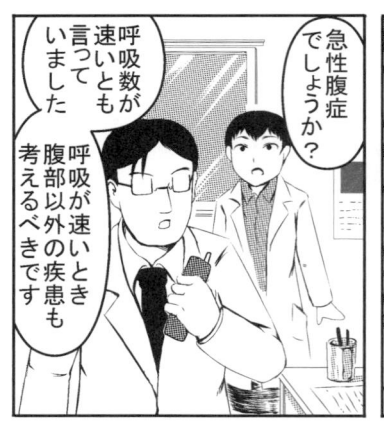

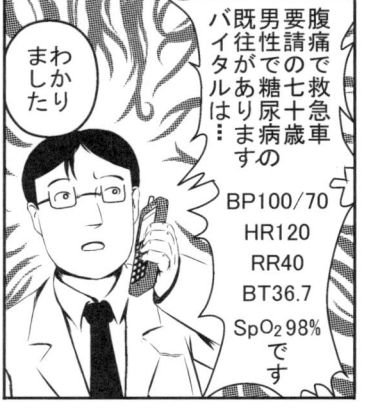

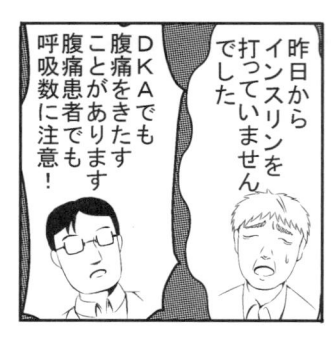

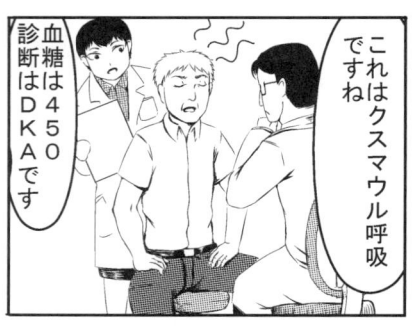

この病院では救急患者は原則すべて受け入れています

地域医療を支えるという理念ですね

それぞれの医師の守備範囲が狭くなったため日本の地域医療は危機に瀕しています

社会のニーズに合わせて研修しましょう

急性腹症でしょうか？

呼吸数が速いとも言っていました

呼吸が速いとき腹部以外の疾患も考えるべきです

腹痛で救急車要請の七十歳男性で糖尿病の既往がありますバイタルは…

わかりました

BP100/70
HR120
RR40
BT36.7
SpO₂ 98%
です

これはクスマウル呼吸ですね

血糖は450 診断はDKAです

昨日からインスリンを打っていませんでした

DKAでも腹痛をきたすことがあります腹痛患者でも呼吸数に注意！

10 血圧の病態生理学的解釈

血圧の物理学

　収縮期における左心室の収縮運動によって駆出された血液には運動エネルギーが与えられ，収縮期血圧（systolic blood pressure；SBP）が生み出される．運動エネルギーを有する駆出血液は，中心抵抗を有する大血管（大動脈とその主分枝）を拡張させ，その血液容量の一部が短時間収容されることにより，伸展した動脈壁の位置エネルギーとして蓄えられる．

　大動脈弁が閉鎖し収縮期が終了すると，伸展した大血管壁の弾性復元作用により，収容されていた血液容量を末梢への血流として押し出すことで再び運動エネルギーに変換される．この大血管壁の弾性復元作用は拡張期のポンプ機能として作用し，心周期全体に連続的な血流が維持され，拡張期血圧（diastolic blood pressure；DBP）が生み出される．

　次に，血圧に影響を与える様々な病態生理学的因子について見ていく．まず，SBPおよびDBPの両方に作用するものとしては，循環血液量，血管抵抗，そして血液粘稠度がある．これら3要因がそれぞれ増えると，SBPとDBPの両方が上がる．逆に，これら3要因がそれぞれ減ると，SBPおよびDBPの両方が下がる．

　SBPとDBPのどちらかに選択的に影響する因子としては，**表1**のようなものがある．ここで，大血管の弾性復元作用（大動脈ポンプ機能）が良好であれば，中心抵抗は増大しない．

表1 SBPとDBPのどちらかに選択的に影響する因子

SBPに選択的に影響する因子
・心筋の力（左心室ポンプ機能）
・大血管の中心抵抗

DBPに選択的に影響する因子
・大血管の弾性復元作用（大動脈ポンプ機能）
・大動脈弁閉鎖による抵抗

血圧値別の病態生理学的解釈

成人の正常血圧値を120/80mmHgとして，以下のパターンを見ていく．

■ パターン1：低SBP/低DBP

例：80/60mmHg

まずショックを考慮する．ショックの定義は重要臓器の循環（灌流）不全である．この時，脈拍（心拍数）を同時に評価し，「脈拍（心拍数）＞SBP」をバイタルの逆転と呼び，ショックを示唆する．病棟や救急外来におけるバイタル表は，血圧と脈拍数が同じ目盛りでグラフ化されており，脈拍（心拍数）とSBPのグラフ線が交差することでそのように読んでいる．ただし，徐脈性不整脈やβ遮断薬を投与されている場合，迷走神経亢進状態（Bezold-Jarisch反射など）などではもちろん例外であり，バイタルの逆転を認めない．

> 低SBP/低DBPでは，まずショックを考慮する

ショックを疑う時は，重要臓器の循環（灌流）不全の症候がないか確認する．脳血流低下症状が最も早く出現する．めまい感（前失神；presyncope），意識障害，けいれんなど

である．時間尿量では30mL未満で腎血流低下が示唆される．

ショックの4大カテゴリーの鑑別ポイントについては1「ショックの診断」の**表3**(21頁)を参照されたい．

■ パターン2：低SBP／高DBP
例：100／90mmHg

低SBPで脈圧（SBP－DBP）が低下しているパターンである．脈圧がSBPの25％未満の場合，1回駆出量（stroke volume）が低下していることが示唆される．原因として，循環血液量の減少（大量出血や重度の脱水），心筋の力（左心室ポンプ機能）の低下，心膜疾患（心タンポナーデや収縮性心膜炎）による拡張障害などが挙げられる．

> 脈圧がSBPの25％未満
> → 1回駆出量の低下を示唆

■ パターン3：高SBP／低DBP
例：150／70mmHg

パターン2の逆パターンである．高心駆出量（心拍出量）の状態（high output state）である．中心抵抗は低下している（末梢は開いている）．高心駆出量（心拍出量）を来す疾患を**表2**にまとめた．拡張早期漸減性心雑

表2 高心駆出量（心拍出量）を来す疾患

- 甲状腺機能亢進症
- 重症慢性貧血
- 脚気
- 動静脈瘻
- 妊娠
- パジェット病
- 肝不全
- 高CO_2血症
- 大動脈弁閉鎖不全症

音が聴取される場合は，大動脈弁閉鎖不全症である．

■ パターン4：異常高SBP／低DBP
例：200／70mmHg

2つのサブパターンが考えられる．まず，拡張早期漸減性心雑音が聴取される場合は大動脈弁閉鎖不全症のサブパターンである．若年者では，まずこれを否定すべきである．大動脈弁閉鎖不全症では，拡張期には大動脈弁閉鎖の障害による抵抗の低下した状態で，収縮期には逆流血液量で増加した分が加わるため駆出量が増大し，異常高SBP／低DBPを示す．

> 異常高SBP／低DBPでまず否定すべきは大動脈弁閉鎖不全症
> コモンなのは大動脈硬化を伴う高血圧

ただし，よりコモンなサブパターンは，大動脈硬化を伴う高血圧である．高齢者では同パターンが多い．大血管の中心抵抗が高くなっているが，弾性復元作用（大動脈ポンプ機能）は低下しているため，異常高SBP／低DBPを示す．心筋の力（左心室ポンプ機能）は保たれている．しばしば収縮期高血圧症（isolated systolic hypertension）と呼ばれる．

■ パターン5：高SBP／高DBP
例：200／100mmHg

このパターンで最も頻度の高いサブパターンは，血管抵抗の増大した高血圧症である．大血管の弾性復元作用（大動脈ポンプ機能）は良好で，それゆえ高DBPが維持されている．大血管の弾性復元作用が良好であれば中心抵抗は増大しない．

このパターンではまた，循環血液量や血液粘稠度が増大したサブパターンもある．循環血液量の増大は静脈圧が上昇することで確認できるため，

表3 血液粘稠度が増大する疾患

- 多血症（真性および二次性）
- 白血球増多症
- 血小板増多症
- マクログロブリン血症

頸静脈を観察する．また，血液粘稠度が増大する疾患には**表3**がある．

■ パターン6：高SBP／異常高DBP

例：200／130mmHg

　この場合は高血圧緊急症を除外すべきである．自覚症状に注意し，頭痛，視力障害，意識障害などがあれば脳出血，高血圧性脳症（hypertensive encephalopathy）などの可能性を考慮する．高血圧性脳症疑いでは必ず眼底を観察し，うっ血乳頭（papilledema）の有無を確認する．

> 無症状で緊急症でない高血圧
> →血管抵抗の増大した高血圧症が多い

　ほかに，急性大動脈解離のうち，スタンフォードタイプBは高血圧を呈することが多いが，タイプAは逆に低血圧（および上肢の血圧の左右差）を呈することが多い．無症状で緊急症でない場合，血管抵抗の増大した高血圧症のことが多い．

■ パターン7：異常高SBP／異常低DBP

例：300／0mmHg

　メンケベルグの高度動脈硬化症のパターンである．石灰化した動脈が極度に硬化しており，間接法（血圧計）での測定において，血圧計のカフ圧を「真の収縮期血圧」以上に上げても血流を遮断できないため，コロトコフ音を消失させることができない．一方，大血管の弾性復元作用（大動脈

ポンプ機能)も消失しており,拡張期血圧は極端に低くなる.正確な血圧評価には動脈ラインによる直接測定法を必要とすることがある.

オスラーによって記載された偽性高血圧(pseudohypertension)も同様な病態で認められる.偽性高血圧では,老年者において心臓・眼底・腎に障害を認めないにもかかわらず,手動での血圧測定値が著しく高い場合や,オスラー徴候が陽性の場合などに疑う.オスラー徴候陽性とは,血圧計のカフ圧を上げて,カフより末梢の橈骨動脈の「拍動」が触診で消失した後でも,橈骨動脈「そのもの」が触診で触れることを指す.ただし,オスラー徴候の検査特性は十分ではないため,末梢動脈の脈波伝播速度(pulse wave velocity;PWV)でも評価すべきという意見もある.

●文 献
1) Willis GC:Dr.ウィリス ベッドサイド診断. 医学書院, 2008.

11 バルサルバ手技による心機能の評価

§2 バイタルサイン講座〔各論〕

健常人におけるバルサルバ効果

　バルサルバ手技(Valsalva maneuver)とは，声門を閉じた状態で呼気努力を行う手技である(図1)．イタリアの解剖学者アントニオ・バルサルバ(1666〜1723)が最初に記載したと言われる．バルサルバ手技により，全身の筋力を動員させることができる．いわゆる「火事場の馬鹿力」はバルサルバ効果によるものと言われている．

　バルサルバ効果により血圧や心拍数が変化する(図2)．そのメカニズムを表1に示す．

図1　バルサルバ手技

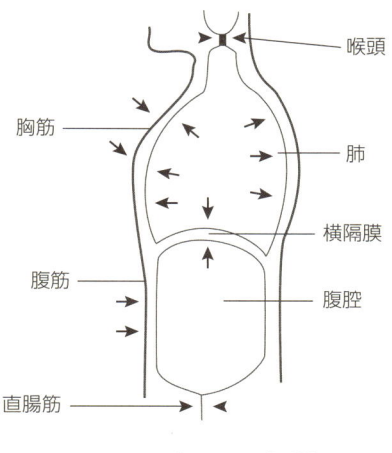

（文献1より改変）

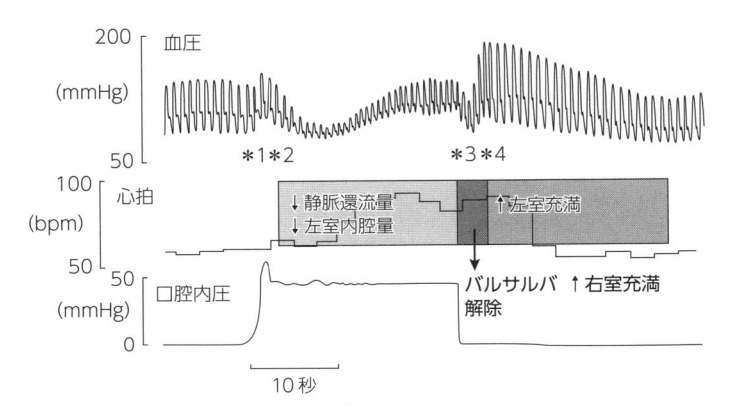

図2 健常人におけるバルサルバ試験時の血圧と心拍，口腔内圧の変化

＊1：バルサルバ1相，＊2：バルサルバ2相，＊3：バルサルバ3相，＊4：バルサルバ4相

表1 バルサルバ手技によるバイタルの変化

①息をこらえて止める
②胸腔内圧が上昇する
③大動脈も胸腔内臓器であるため胸腔内圧の上昇分，血圧が上昇する（バルサルバ1相）
④胸腔内圧の上昇により大静脈が圧迫され，静脈系心還流量が減少する
⑤静脈系心還流量が減少するため，心駆出量が減少し血圧が下がる（バルサルバ2相）
⑥心駆出量と血圧の低下に応じて，圧受容器の求心性信号が増える
⑦圧受容器からの求心性信号によって，交感神経が緊張する
⑧交感神経緊張亢進によって，心拍数の増大（頻脈）を来す
⑨バルサルバ手技を解除すると肺血管が空になり，数拍間は左心室流入が減少する
⑩左心室流入減少の数拍間，心駆出量が減少し血圧が下がる（バルサルバ3相）
⑪血圧低下に反応して交感神経が急激に緊張し，血圧が上昇する（バルサルバ4相）
⑫頸動脈洞が血圧上昇に反応して反射性の徐脈を来す

心機能とバルサルバ手技による血圧変化

①血圧計で収縮期血圧より15mmHg高いカフ圧で維持しておき,上腕動脈を聴診する
②バルサルバ手技を開始する
③「バルサルバ1相」による血圧上昇で,コロトコフ音が聴こえる
④血圧がその後低下するため,コロトコフ音が消失する
⑤バルサルバ手技を10秒間で解除する
⑥「バルサルバ4相」による血圧上昇で,コロトコフ音が再び聴こえてくる

この「バルサルバ4相」による血圧上昇をpost-Valsalva overshootと呼ぶ.post-Valsalva overshootが15mmHg以上あれば,心駆出率≧50〜60%である(sinusoidal response).25mmHg以上あれば,心駆出率≧60%である.一方で,post-Valsalva overshootが15mmHg未満であれば,心駆出率<50〜60%である(absent overshoot).ただし,β遮断薬服用者,自律神経障害,循環血液量低下,心房中隔欠損症(atrial septal defect;ASD)などでは,心駆出率≧50〜60%でも,absent overshootを来すことがあるので要注意である.

> post-Valsalva overshoot
> ・≧15mmHg
>   →心駆出率≧50〜60%
> ・≧25mmHg
>   →心駆出率≧60%
> ・≦15mmHg
>   →心駆出率<50〜60%

§2-11 バルサルバ手技による心機能の評価

症例1

75歳の男性
【主訴】外来フォロー目的

現病歴：陳旧性心筋梗塞で近医フォロー中．心駆出率などの詳細は不明．今回，引越しのため今後のフォローを自院クリニックで行う目的で受診．

バイタルサイン：血圧120/70mmHg，脈80/分，呼吸数18/分，体温36.0℃．

身体所見：S3なし．心電図上は陳旧性下壁梗塞の所見のみ．

その後の経過：心機能の程度が不明なためpost-Valsalva overshoot ≧25mmHgを確認し，心駆出率≧60％と判断した．

診断	心駆出量正常の陳旧性下壁心筋梗塞

さて，心駆出率＜30％のかなり低心収縮能では，バルサルバ手技による血圧変化はどうなるか．この場合，肺血管床における血液のプーリングが持続しており，バルサルバ手技の間中，血圧は上昇したままである．そしてバルサルバ手技後の血圧上昇は認めず，血圧は低下する．したがって，バルサルバ手技の間中コロトコフ音は聴こえているが，バルサルバ手技後は聴かれなくなる(square wave response)．

以上の，sinusoidal response, absent overshoot, square wave responseを図3に示す．

```
                    開始      解除
              (mmHg)  ←バルサルバ→
a
sinusoidal
 response

b
absent          血圧
 overshoot

c
square wave
 response

■ コロトコフ音
   聴取
■ バルサルバ
                     1相 2相 3相 4相
```

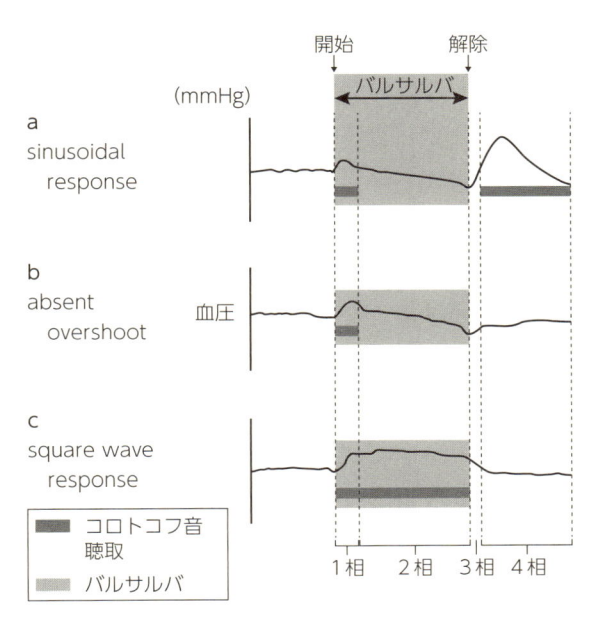

図3　バルサルバ試験時の血圧の変化

(文献2より)

症例2

70歳の男性
【主訴】外来フォロー目的

現病歴：陳旧性心筋梗塞と糖尿病で近医フォロー中．心駆出率などの詳細は不明．今回，引越しのため今後のフォローを自院クリニックで行う目的で受診．インスリン抵抗性が主体の2型糖尿病があり，ピオグリタゾン（インスリン抵抗性改善薬）の処方を考えた．ただ，ピオグリタゾンの副作用として，心機能が低下している時に心不全を来しやすいということを思い出した．

バイタルサイン：血圧120/70mmHg，脈80/分，呼吸数18/分，体

温36.0℃.

身体所見：S3あり．心電図上は陳旧性前壁梗塞の所見．

その後の経過：心機能の程度が不明なため，バルサルバ手技でsquare wave responseを確認し，心駆出率＜30％と判断し，ピオグリタゾンの処方を行わなかった．

診 断	心駆出量が低下している陳旧性前壁心筋梗塞

◉**文 献**
1) The Valsalva Stuttering Network, Stuttering and the Valsalva mechanism：a key to understanding and controlling stuttering blocks＜http://www.valsalva.org/valsalva.htm＞
2) Yale SH：Clin Med Res 3：35, 2005.

〔参考文献〕
・Valsalva AM：JAMA 211：655, 1970.
・Sapira JD：The Art and Science of Bedside Diagnosis. 1st ed, Urban & Schwarzenberg, Baltimore, 1990, p444.
・Constant J：Bedside Cardiology. 5th ed, LWW, Philadelphia, 1999, p63.

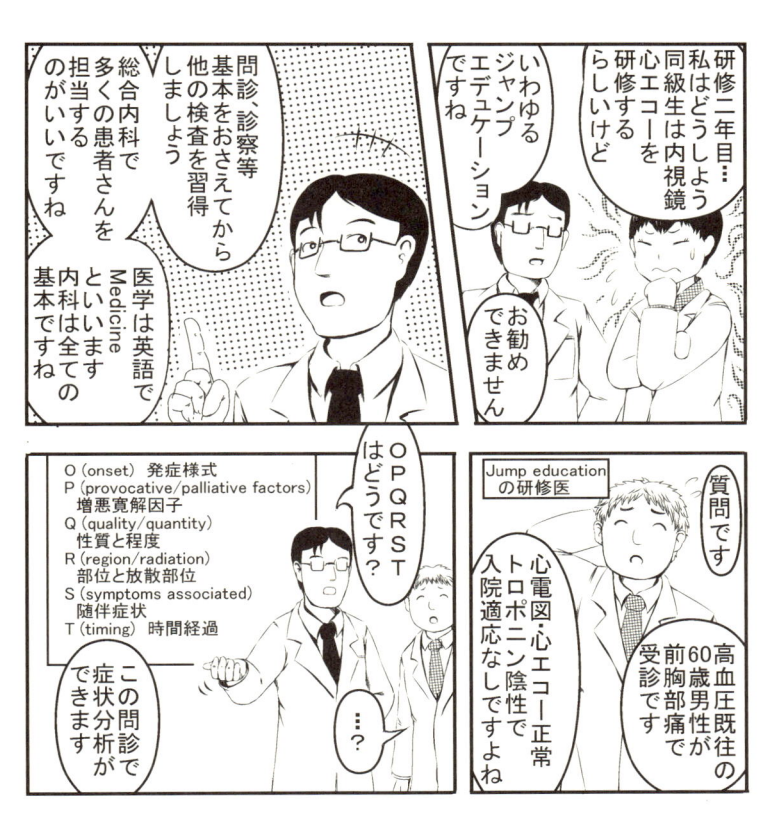

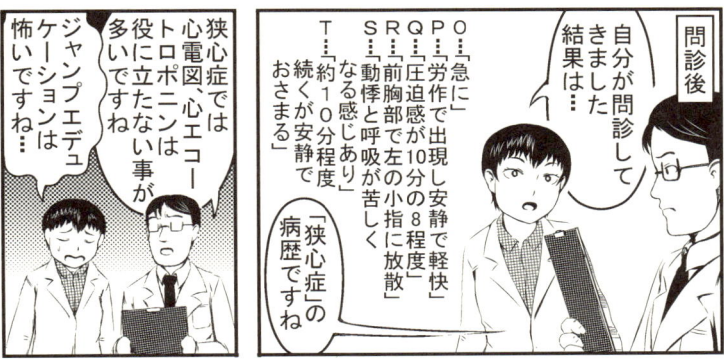

§2-11 バルサルバ手技による心機能の評価

§2 バイタルサイン講座〔各論〕

12 血液培養の適応をバイタルサインから考える

血液培養の目的

血液培養は,菌血症(bacteremia)を捉えて,その起因菌を分離するのが目的である.菌血症は全身性炎症反応症候群(systemic inflammatory response syndrome;SIRS)を伴うことがあり,これは敗血症(sepsis)と呼ばれる.

> 「敗血症＝菌血症」ではない

敗血症は全身性細菌感染症の結果として起こる炎症状態であり,しばしば菌血症を合併する.敗血症＝菌血症ではないが,敗血症を疑った時には,菌血症の可能性を考えて血液培養を行うべきである.

また菌血症は,血管内カテーテルなどの留置,歯科,消化管,泌尿生殖器などの処置の後にも生じうるが,このような場合は持続的な菌血症ではなく,一過性菌血症(transient bacteremia)であることが多い.

持続的な菌血症(persistent bacteremia)で重要なものには,血管内感染症などがある.代表的なものに,細菌性心内膜炎(bacterial endocarditis)がある.心臓弁膜異常を伴う場合や人工弁・人工血管などの危険因子を有する患者(細菌性心内膜炎のハイリスク群)で,発熱をみた場合には,敗血症でなくても菌血症の可能性を考えて血液培養検体を採取すべきである.細菌性心内膜炎のハイリスク患者が発熱を来した場合,抗菌薬(経口薬であっても)を投与する前に血液培養の適応について,十分に吟味すべきである.

どのような状況であれば血液培養検体を採取しなくて済むのかについて

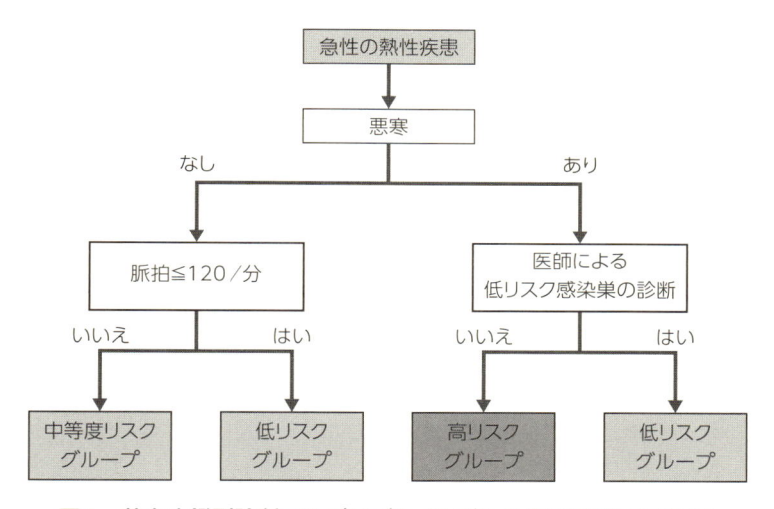

```
                    ┌─────────────┐
                    │ 急性の熱性疾患 │
                    └──────┬──────┘
                           │
                    ┌──────┴──────┐
                    │    悪寒      │
                    └──────┬──────┘
                  なし      │      あり
            ┌─────────────┴─────────────┐
    ┌───────┴────────┐          ┌───────┴────────┐
    │ 脈拍≦120/分    │          │  医師による      │
    │                │          │ 低リスク感染巣の診断│
    └───┬────────┬───┘          └───┬────────┬───┘
   いいえ│        │はい          いいえ│        │はい
```

図1　菌血症鑑別診断アルゴリズム（ただし心内膜炎疑いを除く）

（分岐先：中等度リスクグループ／低リスクグループ／高リスクグループ／低リスクグループ）

表1　菌血症を否定するための条件

悪寒なし〔あっても軽度のchilly sensation（寒気）のみ〕
脈拍≦120/分
低リスク感染巣
　・咽頭炎　　　・副鼻腔炎
　・気管支炎　　・骨盤内炎症性疾患
　・胃腸炎　　　・ウイルス感染症疑い
　・中耳炎

簡単に示した菌血症鑑別診断アルゴリズムを挙げる（**図1**）[1]．

このアルゴリズムから，菌血症を否定するための条件を**表1**に示す．

まず，症例1を見ながら考えてみたい．

§2-12　血液培養の適応を
　　　　バイタルサインから考える

症例1　50歳の女性
【主訴】発熱・咳・黄色痰

現病歴：生来健康．2日前から38℃台の発熱，咳，黄色痰があり，外来を受診．

悪寒，呼吸困難，胸痛，食欲低下なし．

既往歴：特記すべきことなし．

社会歴：喫煙，飲酒なし．

バイタルサイン：血圧130/80mmHg，脈拍70/分，呼吸数17/分，体温38.3℃．

身体所見：全身の外観は良好．貧血，黄疸，咽頭発赤なし，リンパ節腫脹，頸部硬直なし．呼吸音と心音は正常．心雑音なし．腹部は軟らかく圧痛なし．四肢に浮腫なし．チアノーゼなし．太鼓ばち指なし．

検査所見：胸部X線写真は異常なし．

その後の経過：「急性気管支炎」の診断で経口薬（ドキシサイクリン：ビブラマイシン®）を処方し，自宅での経過観察でよいだろうと考えた．この時点で，血液培養採取の適応がないかと考えて悩んだ．

診 断	急性気管支炎

図1の菌血症鑑別診断アルゴリズムと表1の菌血症を否定するための条件を見ると，症例1ではまさに，以下の要件を満たしている．

・悪寒なし
・脈拍≦120/分
・低リスク感染巣：気管支炎

よって，症例1は菌血症の低リスク症例であり，血液培養は行わなくてもよいと言える．また食欲低下もなく，そのまま経口抗菌薬でフォロー可能と考える．次に，症例2を見てみる．

症例2 55歳の女性
【主訴】発熱・咳・黄色痰

現病歴：3日前から38℃台の発熱，咳，黄色痰があり，外来を受診．外来受診直前に悪寒戦慄（shaking chill）が1回あったとのこと．
既往歴：特記すべきことなし．
社会歴：飲酒なし．喫煙は1日1箱×30年（30 pack-year）．
バイタルサイン：血圧130/70mmHg，脈拍125/分，呼吸数22/分，体温37.2℃．
身体所見：全身の外観は病的印象あり．貧血，黄疸，咽頭発赤，リンパ節腫脹，頸部硬直なし．呼吸音では左下肺野に汎吸気性クラックル（holo-inspiratory crackles）が聴かれた．心音正常で心雑音なし．腹部は軟らかく圧痛なし．四肢に浮腫なし．
検査所見：胸部X線写真で左下肺野に浸潤影を認めた．
喀痰のグラム染色：ランセット型配列のグラム陽性球菌（lancet-formed Gram-positive cocci；GPC，グラム染色的にはグラム陽性球菌のうちの肺炎球菌を示唆）を認めた．尿中肺炎球菌抗原も陽性．
その後の経過：「急性肺炎球菌性肺炎」の診断で，静注抗菌薬（セフトリアキソン）の投与を開始し，入院治療＋経過観察でよいだろうと考えた．この時点で，抗菌薬投与前の血液培養採取の適応について考えた．

診 断	急性肺炎球菌性肺炎

先の図1に症例2の臨床所見を当てはめてみると以下のようになる．

・悪寒戦慄あり
・低リスク感染巣ではない

また，これらに加えて以下の要件も満たしている．

・脈拍＞120/分

よって，症例2は菌血症の高リスク症例であり，血液培養を行うべきであるということになる（その場合，必ず2セット採取すること）．この症例の起因菌は肺炎球菌（*Streptococcus pneumoniae*）が示唆されるが，悪寒戦慄が1回のみ起こることも，古典的な肺炎球菌性肺炎の特徴である．悪寒戦慄のような重度の悪寒は菌血症のリスクが高い[2)]．

尿中肺炎球菌抗原の特異度は高い（約98％）．また，肺炎球菌は血液培養で生えやすい菌であり，ペニシリン感受性を有する肺炎球菌の頻度はまだ高いことから，入院後に培養結果が判明してペニシリン感受性肺炎球菌（penicillin-sensitive *Streptococcus pneumoniae*；PSSP）であることがわかれば，狭域スペクトラムで安価なペニシリンGまたはアンピシリンへ変更すればよい．これをde-escalation療法と呼ぶ．

抗菌薬の適正使用（antimicrobial stewardship）のためにも，血液培養は行うべきである．

> 血液培養は必ず2セット

> 悪寒戦慄は菌血症のリスクが高い

●**文 献**

1) Tokuda Y, et al：QJM 98：813, 2005.
2) Tokuda Y, et al：Am J Med 118：1417, 2005.

〔参考文献〕

・徳田安春：バイタルサインでここまでわかる！ OKとNG. カイ書林, 2010.

§2 バイタルサイン講座〔各論〕

13 肺炎の重症度をバイタルサインから考える

肺炎へのアプローチ

肺炎(pneumonia)は肺胞または肺間質における炎症である．感染性，自己免疫性，化学性，薬剤性などの原因により肺炎が起こる．感染症による肺炎の場合，原因は細菌やウイルス，真菌，寄生虫などがある．このうち，臨床現場でよく遭遇するのは，細菌性肺炎とウイルス性肺炎であるが，細菌性肺炎が臨床的に重要である．その理由は，重症度は高いが治療可能でもあるからである．

細菌性肺炎には，肺炎球菌性肺炎などのような「定型な肺炎」と，マイコプラズマなどのような「非定型肺炎」がある．

「定型」細菌性肺炎の起因菌で多いのは，肺炎球菌，インフルエンザ菌，モラクセラ菌，クレブシエラ菌などである．医療関連感染症の場合，緑膿菌などのグラム陰性菌，メチシリン耐性黄色ブドウ球菌(methicillin-resistant *Staphylococcus aureus*；MRSA)なども考慮する．

「定型」細菌性肺炎の起因菌を早期に特定するためには，痰のグラム染色検査が有用である．細菌性肺炎では，時に結核菌が原因の場合があるので，抗酸菌染色も併せて行うことが望ましい．

一方，非定型肺炎の起因菌で多いのは，マイコプラズマ，クラミドフィラ，レジオネラなどである．

肺炎の症状は，咳，痰，発熱などである．悪寒戦慄を伴う場合は，菌血症や敗血症の合併を示唆する．重症になると，呼吸困難や意識障害を来す．また，胸膜に炎症が及ぶと胸膜痛(吸気時の胸痛)を来し，肺炎随伴胸水

（parapneumonic effusion）を伴うことが多い．

　すべての肺炎患者に入院の必要性があるわけではない．若年者のマイコプラズマ肺炎などは「歩く肺炎（walking pneumonia）」と言われ，比較的元気であり，外来通院治療が可能である．

　肺炎の重症度の評価項目としては様々なものがあるが，中でもバイタルサインが重要である．バイタルサインを用いた重症度判定スコアによって，入院治療を要する患者かどうかを判定することができる．特殊なバイタルサインを呈するものに，レジオネラ肺炎がある．比較的徐脈が見られることもあり，体温39℃以上で脈拍＜110／分の場合，そのように呼ばれる．

　まず，症例1を見ながら考えてみたい．

症例1
40歳の女性
【主訴】発熱・咳

現病歴：生来健康．2日前より38℃台の発熱，咳があり，外来を受診．黄色痰，悪寒，呼吸困難，胸痛．食欲良好．

既往歴：特記すべきことなし．

社会歴：喫煙，飲酒なし．

バイタルサイン：血圧130／80mmHg，脈拍70／分，呼吸数17／分，体温38.3℃．

身体所見：全身の外観は良好．貧血，黄疸，咽頭発赤，リンパ節腫脹，頸部硬直なし．

呼吸音では，右下肺野に呼吸副雑音late inspiratory cracklesが聴取される．

心音は正常で心雑音なし．四肢にチアノーゼや太鼓ばち指なし．

§2-13　肺炎の重症度を
　　　　バイタルサインから考える

検査所見：胸部X線写真で右下肺野に浸潤影を認める．

経　過：「急性肺炎」と診断した．この時点で入院加療の適応がないかと考えて悩んだ．

| 診 断 | 急性肺炎 |

表1　CRB-65

- **C**：Confusion（意識混濁）：失見当識・見当識障害（またはミニメンタルテスト≦8点）
- **R**：Respiratory rate ≧ 30：呼吸数増加
- **B**：Blood pressure（収縮期血圧≦90または拡張期血圧≦60）
- **65**：age ≧ 65：高齢者

評価法
　合計スコア0点　　　：軽症．外来診療が可能
　合計スコア1〜2点：中等症．入院診療（一般病棟）
　合計スコア3〜4点：重症．入院診療（できればICU）

注：CRB-65オリジナル版では合計スコア1点群は軽症に含まれているが，入院の閾値が低い（入院しやすい）日本では，入院適応とした（徳田）．
（文献1, 2より作成）

バイタルサインを用いた肺炎重症度判定スコアに，CRB-65がある[1)2)]．表1の4項目をチェックして，1項目陽性であれば1点として加算し合計点数で評価する．

症例1のその後の経過であるが，CRB-65を当てはめてみると，合計スコア0点となり，軽症と判断され，外来診療が可能であることがわかった．若年者の肺炎で，その後痰が出ず，身体所見（late inspiratory crackles）からマイコプラズマ

> 肺炎重症度判定スコアCRB-65は，年齢とバイタルサインのみで評価できる

肺炎の可能性が最も高いと考え[3]，ドキシサイクリン100mg1日2回を1週間分処方して，まずは3日後に外来フォローとした．CRB-65は，年齢とバイタルサインのみで評価できる簡単なスコアであり，採血検査を外注オーダーにしている診療所などでも活用できるのがスバラシイ！

高齢寝たきり患者の感染症の短期予後

高齢者の肺炎は死亡率が高い．100年以上も前に，「近代医学の父」であるWilliam Osler博士が，「肺炎は老人の友」と語ったという．これは，高齢者の最期は肺炎で締め括られることが多いことを述べたものである．その後，ペニシリンGをはじめ，様々な抗菌薬が開発されるようになり，細菌性肺炎を治療することができるようになった．

救急室を受診した高齢者の細菌性肺炎の場合は，来院4時間以内に抗菌薬が開始されると予後がよくなる．そのため，来院4時間以内に抗菌薬が開始されているかどうかのデータを，その病院の医療の質，つまりquality indicator (QI) として示されることが推奨されている．

高齢者は免疫力が低下しているため感染しやすい．口腔内もしばしば不衛生であり，肺炎を起こしやすい．一方，神経因性膀胱や前立腺疾患などの排尿障害を有する場合，尿路感染症のリスクが高い．また，胆道結石症の頻度も高く，胆道感染症のリスクも高い．さらには，栄養状態も低下しており，褥瘡を容易に形成しやすく，褥瘡の感染も起こしやすい．高齢者介護施設から病院へ紹介された患者における頻度の高い感染症について，**表2**に示す[4]．

このような高齢者に重症の感染症が起こると，生命予後に関わる場合がしばしばあり，認知症やADL低下などを有する患者において，あらかじめ「急変時はDNR (do not resuscitate)」などを確認しておくためには，

表2 高齢者介護施設における頻度の高い感染症

感染症	頻度
下気道感染症(気管支炎・気管支肺炎・肺炎・膿胸など)	62%
尿路感染症	25%
胆道感染症(胆嚢炎・胆管炎)	4%
軟部組織感染症(蜂窩織炎など)	3%
その他	7%

(文献4より作成)

入院時にある程度予後を推定できることが望ましい.

ここでは,高齢者介護施設から病院へ紹介された感染症患者の予後について,症例2を見ながら考えたい.

症例2

95歳の女性
【主訴】発熱

現病歴:認知症で2年前より老人保健施設に入所中.今回は2日前より38℃台の発熱があり紹介受診.

既往歴:アルツハイマー型認知症.右大腿骨頸部骨折で1年前に手術(関節置換).

バイタルサイン:血圧90/40mmHg,脈拍120/分,呼吸数35/分,体温38.6℃.

身体所見:意識混濁あり(JCS-30*).貧血,黄疸なし.咽頭発赤なし.リンパ節腫脹なし.頸部硬直なし.呼吸音では,左下肺野に汎吸気性クラックル(holo-inspiratory crackles)が聴かれた.心音正常.心雑音なし.腹部は軟らかく圧痛なし.四肢に浮腫なし.褥瘡なし.皮膚に異常なし.

検査所見：胸部X線写真で左下肺野に浸潤影を認めた．吸引された喀痰グラム染色で，グラム陽性球菌（Gram-positive cocci；GPC）を認めた．血清クレアチニンは1.6mg/dL．動脈血ガス分析では，pH7.40，pCO_2は30mmHg，pO_2は65mmHg，HCO_3^-は22mEq/L．検尿では尿沈渣に異常なし．

経　過：「肺炎球菌性肺炎による敗血症疑い」の診断で，静注抗菌薬（セフトリアキソン）と補液を開始した．CRB-65ではスコア4で重症であるが，「高齢者における肺炎」であるため，予後はどの程度不良なのかどうか考えて悩んだ．

＊JCS：Japan Coma Scale

診　断	肺炎球菌性肺炎による敗血症疑い

高齢者介護施設から病院へ紹介された感染症患者における死亡の危険因子を**表3**に示す[4]．

表3を見ながら，この症例の臨床所見を当てはめてみると以下のようになる．

・感染巣が肺（死亡オッズ約7倍）
・大腿骨頸部骨折の既往あり（死亡オッズ約4倍）
・紹介来院時の収縮期血圧（90mmHg）<100mmHg（死亡オッズ約4倍）
・血清クレアチニン（1.6mg/dL）>1.5mg/dL（死亡オッズ約3倍）

これらのオッズをすべて考慮すると，症例2は入院死亡の高リスク症例であることがわかる．治療を早期に開始しても短期予後は不良であると

表3 高齢者介護施設から病院へ紹介された感染症患者における死亡の危険因子

	変　数			
	病院内死亡 ($n=23$)	退院時生存 ($n=177$)	多変量解析	
			オッズ比 (95%CI)	P値
下気道感染	20	103	7.58 (1.87〜30.71)	0.0045
大腿骨頸部骨折	8	22	4.55 (1.57〜13.19)	0.0053
収縮期血圧 <100mmHg	9	31	4.11 (1.44〜11.75)	0.0084
血清クレアチニン >1.5mg/dL	6	17	3.67 (1.12〜12.0)	0.0312

(文献4より改変)

考える．あらかじめ「急変時はDNR」の是非を確認しておくことが望ましい．もちろん，「急変時はDNR」の判断は，倫理的に行う．

●文　献

1) Ochoa-Gondar O, et al：Int J Clin Pract 65：1165, 2011.
2) Man SY, et al：Thorax 62：348, 2007.
3) Norisue Y, et al：Postgrad Med J 84：432, 2008.
4) Koketsu H, et al：Internet Infect Dis 2, 2003. doi：10.5580/284a.

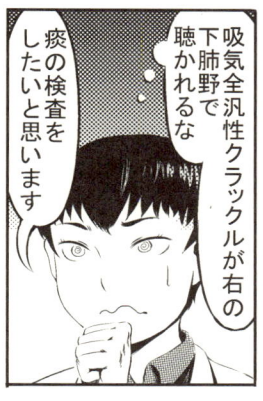

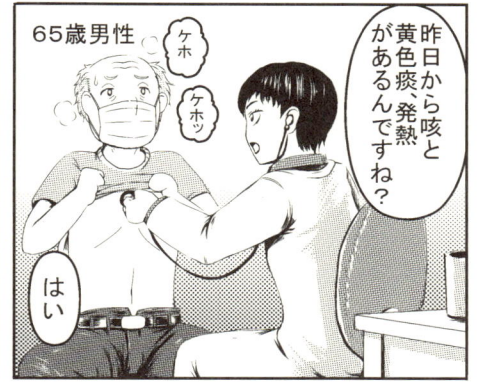

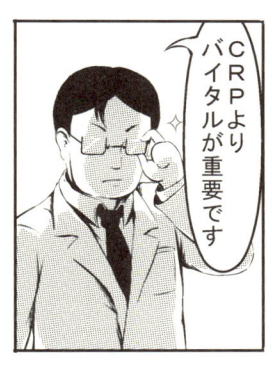

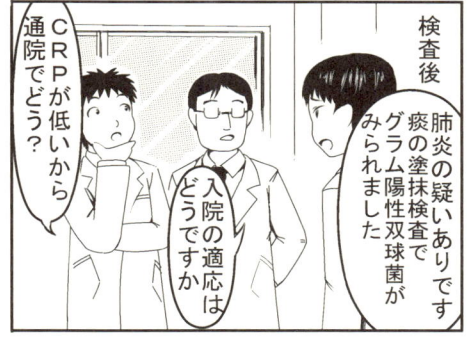

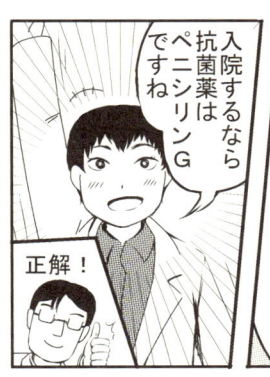

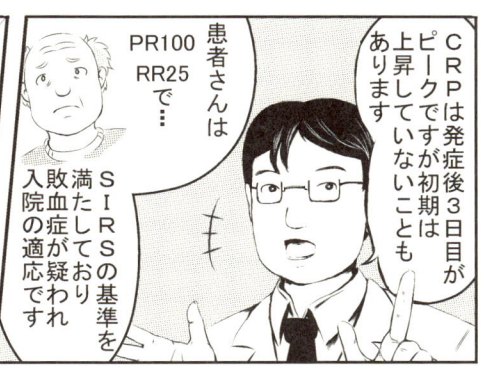

§2-13 肺炎の重症度をバイタルサインから考える

§2 バイタルサイン講座〔各論〕

14 内分泌疾患のバイタルサイン

甲状腺機能亢進症

甲状腺機能亢進症に見られる古典的バイタルサインの異常には，脈圧上昇，洞性頻脈，心房細動がある．心筋収縮力が増大するため収縮期血圧の上昇を見るが，末梢抵抗は減弱するため拡張期血圧は通常上昇しない．結果として脈圧が上昇する．予測最大心拍数（220 − 年齢）を超える場合には，「頻脈を伴う心房細動」などの頻脈性不整脈を考える．心房細動かどうかは脈のリズムを診ればよい．心房細動は，不規則的不規則リズム（irregularly irregular rhythm），すなわち絶対性不整脈（不規則性不整脈，図1c）[1]である．

甲状腺機能亢進症で体温上昇があれば，その程度を評価する．微熱であれば，甲状腺機能亢進症による代謝亢進か，亜急性甲状腺炎を考える．亜

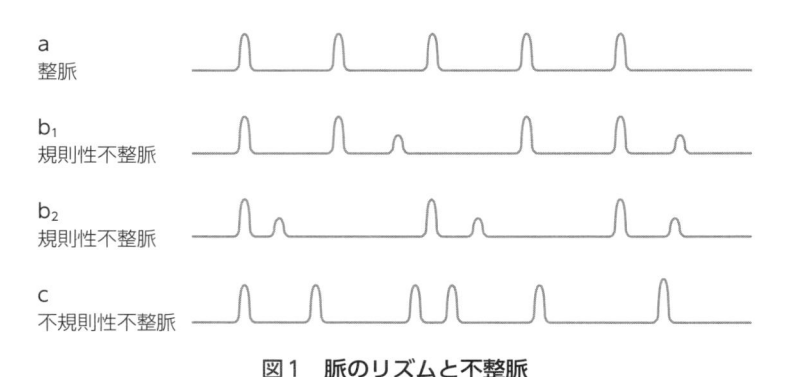

a
整脈

b_1
規則性不整脈

b_2
規則性不整脈

c
不規則性不整脈

図1 脈のリズムと不整脈

（文献1より引用）

表1 甲状腺クリーゼの症候

発熱(時に高体温)
脱力感
感情の不安定,錯乱,意識障害
嘔気,嘔吐,下痢
軽度の黄疸を伴う肝腫大
心臓血管虚脱,ショック

急性甲状腺炎は時に不明熱の原因ともなる.体温上昇が中等度以上であれば,甲状腺クリーゼ(thyrotoxic crisis)の可能性を考慮する.突然激しい甲状腺機能亢進症状が生じ,**表1**の項目のうち1つまたはそれ以上を伴う.甲状腺クリーゼは生命に関わる緊急事態であり,迅速な治療を要する.

甲状腺機能亢進症で静脈圧上昇があれば,高拍出量性心不全(high-output heart failure)を考える.これによる下肢の浮腫は通常,圧痕性浮腫(pitting edema)で,遅い浮腫(slow edema,圧痕回復時間が40秒以上)である.甲状腺機能亢進症で時に見られる前脛骨粘液水腫(pretibial myxedema)との鑑別を要するが,粘液水腫では通常,非圧痕性浮腫(non-pitting edema)である.

> 高拍出量性心不全でみられる
> slow edema
> →圧痕回復時間が40秒以上

静脈圧上昇が急激に起きた場合,急速な肝腫大を生じ,肝臓の被膜を過伸展させることによる「腹痛」を来すことがあり,急性腹症に似た症状の現れ方をする場合がある[2].SpO_2の低下は心原性肺水腫または併存する肺炎や肺塞栓を示唆するが,稀に末梢組織における代謝亢進で「酸素消費>肺での酸素化」となり,SpO_2が低下することがある.

甲状腺クリーゼで心不全がある時,触診で心拡大の有無を評価する.心尖拍動(apex beat),すなわち最強拍動点(point of maximal impulse；PMI, 正常では第4または第5肋間で左鎖骨中線のすぐ内側）を触診で確認し，これが左下に大きく偏位していれば心拡大である．甲状腺クリーゼで心拡大があれば甲状腺中毒性心筋症（thyrotoxic cardiomyopathy）を示唆しており，β遮断薬の投与で心臓血管虚脱やショックに陥ることがあり注意を要する[3]．

甲状腺機能低下症

甲状腺機能低下症にみられる古典的バイタルサインの異常には，機能亢進症とは反対に，洞性徐脈や低体温がある．徐脈と低体温が著しく，意識障害も伴う場合，粘液水腫性昏睡（myxedema coma）を考える．これは生命を脅かす甲状腺機能低下症の合併症であり，迅速な治療を要する．通常は甲状腺機能低下症の経過が長い患者で生じ，疾病，感染，外傷，鎮静薬，および寒冷曝露が危険因子である．低体温は低温温度計でないと見逃されることがある．中心体温（core temperature）に近い膀胱内体温または直腸体温を測定するようにする．その特徴を**表2**に示す．

> 低体温は低温温度計でないと見逃されることがある

粘液水腫性昏睡のⅡ型呼吸不全では，SpO_2が低下しても，肺胞気動脈血酸素分圧較差（A-a gradient, **表3**）は開大していないことが多い．も

表2 粘液水腫性昏睡の症候

極度の低体温を伴う昏睡（24～32.2℃）
徐脈
腱反射消失
低換気・徐呼吸（CO_2貯留を伴うⅡ型呼吸不全）
その他，粘液水腫の症候

表3　肺胞気動脈血酸素分圧較差（A-a gradient）

$A\text{-}aDO_2\,(A\text{-}a\ gradient) = [(760-47) \times FiO_2 - pCO_2/0.8] - PaO_2$

（注1）呼吸商を0.8としている．
（注2）加齢によりA-aDO$_2$（A-a gradient）の正常値は増加する．
　　　　正常値＝年齢／4＋4
（注3）A-a gradientと略して呼ばれることが多い．

FiO$_2$：吸気酸素濃度，PaO$_2$：肺胞気酸素分圧．

し開大していたら，肺炎（誤嚥性など）も考える．甲状腺機能低下症で心拡大がある場合，心嚢液貯留の可能性を考える．

クッシング症候群

クッシング症候群（下垂体性のクッシング病も含む）では，高血圧を認めることがある．満月様顔貌，水牛様脂肪沈着（バッファローハンプ），鎖骨上の皮下脂肪沈着，中心性肥満（四肢は細い），紫紅色の新妊娠線様皮膚線条，表皮萎縮，多毛，浮腫，精神障害などを認める．

副腎機能低下症

副腎機能低下症（副腎原発性のアジソン病も含む）では，低血圧を認めることがある．ストレス下では，ドパミンやノルアドレナリンなどのカテコラミンに反応しにくいショック状態に陥る．この時，あまり頻脈を来さないことがある．副腎原発性のアジソン病では，negative feedbackがなくなることから副腎皮質刺激ホルモン（adrenocorticotropic hormone；ACTH）分泌過剰となり，皮膚の色素沈着（特に圧迫部位）を

みる．急性副腎不全は生命に関わる緊急事態であり，迅速な治療を要する．

　以上，内分泌疾患は「疑わなければ診断できないもの」であり，常日頃の診療から内分泌疾患の可能性を考えることが大切である．

●文 献
1) 徳田安春：JJNスペシャル　アセスメント力を高める！ バイタルサイン．医学書院，2011，p14.
2) Narita M, et al：J Okinawa Chubu Hosp 24：24，1998.
3) Dalan R, et al：Exp Clin Endocrinol Diabetes 115：392，2007.

15 SpO₂のピットフォール

SpO₂と酸素解離曲線

SpO$_2$は「経皮的動脈血酸素飽和度」であり、血液中のヘモグロビン(Hb)のうち酸素(O$_2$)で飽和された酸化ヘモグロビン(図1)の割合を経皮的に測定するものである〔詳細は8「SpO$_2$とその評価」(60頁)参照〕.

動脈血採血によって測定された動脈血酸素飽和度(SaO$_2$)とほぼ等しくなるが、測定条件や病態などにより、SpO$_2$≠SaO$_2$となることがあり注意を要する. ヘモグロビンに結合する酸素の割合(SpO$_2$)の増加は動脈血酸素分圧(PaO$_2$)の増加に対して、S字状に増えていく. 酸素分圧とヘモグロビンに結合する酸素量の関係を示したグラフを酸素解離曲線(図2)と呼ぶ.

通常、PaO$_2$が60torr以下になると身体に悪影響が出てくるため、室内気(room air)吸入時でPaO$_2$が60torr以下となる呼吸障害を呈する状態は「呼吸不全」と定義されている. 酸素解離曲線より、SpO$_2$が90%であるとPaO$_2$は約60torrであるから、肺の病気でSpO$_2$が90%以下の

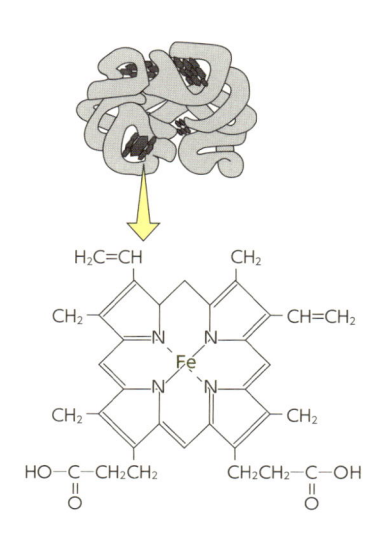

図1 酸化ヘモグロビン分子

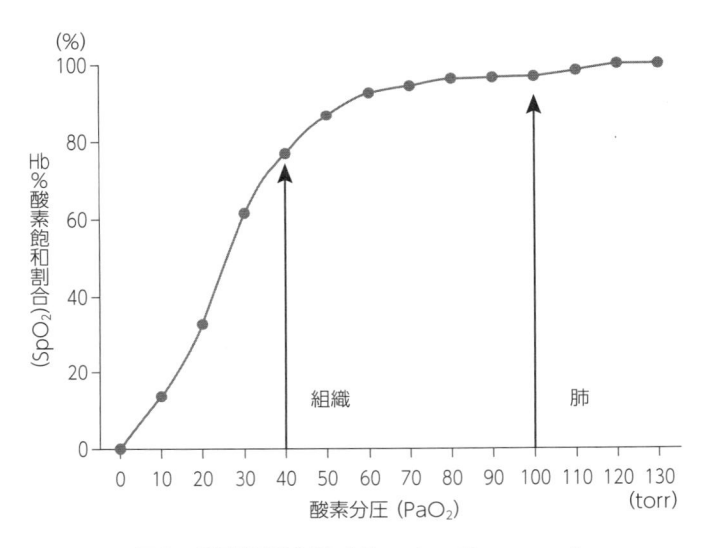

図2 酸素解離曲線 (Hb saturation curve)

場合は呼吸不全ということになる．酸素解離曲線がS字状であるということは，臨床上重大な意味がある［8「SpO_2とその評価」(60頁)参照］．

末梢組織への酸素の供給低下はまず呼吸数増加に反映される．呼吸数によって組織への酸素供給量が十分であるかどうかの評価をした上で，SpO_2をみる．SpO_2のみで呼吸数を欠いた呼吸モニターを行っていると，呼吸不全や心不全の早期診断はできない．そのため，「呼吸数」を必ず記載する[1]．

心不全の早期診断

「臓器不全」とはからだ全体が要求する働きをその臓器が遂行できない状態を指す．心不全は心臓が生体の要求する働きを十分にできてい

ないということである．心エコーのデータ〔左心室の駆出率（ejection fraction；EF）〕で定義されるものではない．高拍出性心不全（甲状腺機能亢進症，脚気，慢性貧血，動静脈瘻などでみられる）ではEFはよく保たれているが，やはり「心不全」なのである．

> 左室駆出率だけで「心不全」かどうか判断しない

心不全の早期診断のためにはまず病歴が重要である．多くはまず労作時の呼吸困難（dyspnea on effort；DOE）を訴えるが，それは安静で軽快する．動悸を随伴症状として認めることも多い．虚血性心疾患がベースにある場合には，労作時の胸部圧迫感（胸痛）も自覚する．その後，発作性夜間呼吸困難（paroxysmal nocturnal dyspnea；PND），そして起坐呼吸（orthopnea）を来す．さらにひどくなると，安静でも持続する呼吸困難を自覚する．特殊な例には，高血圧性急性心不全と急性心筋梗塞に伴う急性心不全がある．前者は血管抵抗の急激な上昇（血圧上昇）によってafterload mismatchが生じることにより心不全（心原性肺水腫）が起こる．後者は，心臓のポンプ機能の急激な低下によるものである．

以上より，心不全を診断仮説に挙げた場合，労作時呼吸困難，動悸，胸部圧迫感（胸痛），発作性夜間呼吸困難，起坐呼吸の有無について，陽性関連症状（pertinent positive）と陰性関連症状（pertinent negative）としてチェックしながら問診を進める．

心不全早期のバイタルサインの変化としては，まず頻脈と呼吸数増加を来す．「1回駆出量×心拍数＝心拍出量」より，心拍出量を増加させようとするメカニズムによって「頻脈」が起こる．呼吸数増加は，低酸素血症がなくても早期心不全において認められる．これは，肺胞にあるJ受容体の関与によるもので，肺水腫やガス吸入の刺激により呼吸中枢へ信号を伝達し，呼吸数増加をもたらす．J受容体は肺胞毛細血管近傍に存在し，毛細血管圧や浮腫などによって興奮し，浅くて速い呼吸を引き起こす．

§2-15 SpO₂のピットフォール

一酸化炭素中毒の診断

一酸化炭素(CO)は，酸素の210倍の親和性でヘモグロビンと結合するため，ヘモグロビンによる酸素運搬を妨げる．一酸化炭素中毒は，密室内での排気ガスや練炭燃焼への曝露または火災時の煙吸入の結果としてみられることが多い．倦怠感，頭痛，悪心などの非特異的症状を呈することがある．可燃性燃料性暖房器具の室内使用による中毒は冬季に起こるので，インフルエンザなどのウイルス感染症と混同されることもある．CO-Hb濃度と症状を**表1**に示す[2]が，濃度と症状は必ずしも相関しないことも多い．

診断と治療方針の決定のためには，CO-Hb濃度を測定しなければならない．ただし，パルスオキシメータは光の透過率で飽和度を測定しているため，CO-Hbを酸化ヘモグロビンと同じものとして測定してしまう．一酸化炭素中毒を疑う場合，SpO_2はCO-Hbと相関を示さず，SpO_2は当てにならないので，直接CO-Hbを測定する必要がある[3]．治療は，100％酸素の投与(CO-Hbの半減期を短縮化させる)または高圧酸素療法(溶存酸素量を増加させる)で行う．大量喫煙者(heavy smoker)では

表1　CO-Hb濃度と症状

CO-Hbの濃度	症状
10％以上	軽い頭痛(特に運動時)，前頭部の頭重
20％以上	脈打つ頭痛，吐き気，めまい，動悸，呼吸促進
30％以上	激しい頭痛，めまい，視力障害，昏迷，失神
40％以上	上記の症状の増悪，視力・聴力障害，筋肉の脱力
50％以上	昏睡，けいれん
60％以上	昏睡，呼吸抑制，心機能抑制
70％以上	心不全，呼吸不全，死亡

(文献2より引用)

CO-Hb濃度＞10％レベルとなることもあり，このような患者では二次性多血症〔喫煙多血症（smoker's polycythemia）〕となっていることが多い．

> heavy smokerではCO-Hb濃度＞10％となることもある

メトヘモグロビン血症

メトヘモグロビン（Met-Hb）は，第一鉄（Fe^{2+}）から第二鉄（Fe^{3+}）の状態に酸化されたヘモグロビンである．Met-Hbは酸化ヘモグロビンの解離曲線を左に移動させ酸素の組織への放出を制限する．Met-Hb血症は，特定の薬物〔例：ジアフェニルスルホン（ダプソン），局所麻酔薬，硝酸薬など〕や化学物質（例：アニリン色素，ベンゼン誘導体）によって引き起こされる．軽症では無症候性のチアノーゼを呈するが，重症例においては筋肉痛，意識障害，狭心症などの組織低酸素症状を呈する．

$SpO_2 \neq SaO_2$で，その差が5％以上となる（saturation gap）場合，Met-Hb血症を疑い，直接Met-Hbを測定する[4]．すなわち，測定したPaO_2から算出した酸素飽和度と直接測定したSaO_2間の差異により推定できる．または，Met-Hbをパルスオキシメータにより直接測定する．治療は，原因となる薬物または化学物質への曝露の中止であるが，メチレンブルー（還元剤）の投与が必要となることもある．

●文 献

1) 徳田安春：バイタルサインでここまでわかる！ OKとNG．カイ書林，2010．
2) 岡島重孝 監：新版ホームメディカ 家庭医学大事典．小学館，2008．
   ＜http://kotobank.jp/word/一酸化炭素中毒（CO中毒）＞
3) Hampson NB：Chest 114：1036, 1998.
4) Barker SJ, et al：Anesthesiology 70：112, 1989.

索 引

ギリシャ文字

β遮断薬 *31, 36, 74, 81, 102*

数 字

1回駆出量の低下 *75*

欧 文

A
A-aDO$_2$ *103*
A-a gradient *103*
absent overshoot *83*
ACE阻害薬 *35*
acute lung injury；ALI *63*
acute respiratory distress syndrome；ARDS *63*
AIUEOTIPS *56*
alcoholic ketoacidosis；AKA *69*
apex beat *101*
ARB *35*
atrial fibrillation；AF *30*
atrial septal defect；ASD *81*

B
bacteremia *86*
bacterial endocarditis *86*
Bainbridge反射 *30*
basal metabolic rate；BMR *9*
Bezold-Jarisch反射 *32, 35, 37, 74*

C
cardiac cycle *5*
CKD *35*
CO$_2$ナルコーシス *64*
CO-Hb濃度 *108*
controlled oxygenation *64*
CRB-65 *94*

D
de-escalation *91*
diabetic ketoacidosis；DKA *70*
　——除外診断アルゴリズム *71*
diastolic blood pressure；DBP *4*
dicrotic notch *5*

E
endogenous pyrogen *10*
exogenous pyrogen *10*

F
FiO$_2$ *62*
　——の概算値 *63*

G
Glasgow Coma Scale；GCS *58*

H
Hering-Breuer拡張反射 *8*

I
insensible perspiration *9*
isolated systolic hypertension *76*

J
Japan Coma Scale；JCS *57*
J受容体 *107*

K
Kussmaul呼吸 *8, 45, 71*

M
mean arterial pressure；MAP *6*
metabolic coma *55*
methicillin-resistant *Staphylococcus aureus*；MRSA *92*
multifocal atrial tachycardia；MAT *30*
myxedema coma *102*

O
orthopnea *107*
oxygen toxicity *64*

P
P$_{50}$ *61*
PaO$_2$ *60*
papilledema *77*
parapneumonic effusion *93*
paroxysmal nocturnal dyspnea；PND *107*

P/F比 *63*
postural orthostatic tachycardia syndrome；POTS *38*
post-Valsalva overshoot *81*
presyncope *74*
pulse wave velocity；PWV *78*
pulsus magnus *29*
pulsus paradoxus *27*

S
SaO_2 *60*
saturation gap *66, 109*
sepsis *86*
shaking chills *9, 47, 89*
sinus arrhythmia *30*
sinusoidal response *83*
smoker's polycythemia *109*
SpO_2 *60*
square wave response *83*
Streptococcus pneumoniae *90*
structural coma *54*
systemic inflammatory response syndrome；SIRS *86*
systolic blood pressure；SBP *4*

T
thyrotoxic cardiomyopathy *102*
thyrotoxic crisis *101*

和　文

あ
アシデミア *61*
アジソン病 *103*
アルカレミア *61*
アルコール性ケトアシドーシス *69*
アンピシリン *90*

い
インフルエンザ菌 *92*
異型肺炎 *38*
意識障害 *54, 74*
　　間脳性── *54*
　　代謝性── *54*
　　脳幹性── *54*
一酸化炭素中毒 *66, 108*

う
うっ血乳頭 *77*
右室梗塞 *32*

え
腋窩温 *13, 48*

お
オームの法則 *4*
オスラー徴候 *78*
悪寒戦慄 *9, 47, 89*
温度受容器 *10, 48*

か
カルベジロール *36*
過換気症候群 *45*
化学受容器 *7*
華氏と摂氏の体温換算 *3*

間歇熱 *51*
肝性脳症 *46*
外因性発熱物質 *10*
外頸静脈 *25*

き
起坐呼吸 *107*
基礎代謝 *9*
奇脈 *27*
偽性高血圧 *78*
喫煙多血症 *109*
吸気酸素濃度 *62*
　　──の概算 *64*
急性気管支炎 *88*
急性呼吸窮迫症候群 *63*
急性大動脈解離 *20, 77*
急性肺炎 *94*
急性肺障害 *63*
急性副腎不全 *104*
胸痛 *107*
菌血症 *86*
　　──鑑別診断アルゴリズム *87*

く
クッシング症候群 *103*
クラミドフィラ *92*
クレブシエラ菌 *92*

け
けいれん *17, 74*
ケルニッヒ徴候 *59*
頸静脈波形 *24*
経皮的酸素飽和度 *60*
稽留熱 *51*
血圧と脈拍の対称性 *18*

血液粘稠度 77
血液培養 86
結核菌 92
嫌気性菌感染症 46
こ
コロトコフ音 11, 77, 81
呼気臭 46
呼吸困難 38, 92
　　発作性夜間—— 107
　　労作時—— 107
呼吸数 42, 44, 66, 106
呼吸性アルカローシス 69
呼吸不全 62, 105
高圧酸素療法 60
高血圧緊急症 77
高心駆出量 75
高体温 52
構音障害 68
交感神経刺激 6
甲状腺機能亢進症 100
甲状腺クリーゼ 101
甲状腺中毒性心筋症 102
向精神薬 38
口内温 48
抗不整脈薬 38
昏睡 54
　　構造的—— 54
　　代謝性—— 55
さ
詐熱 3
細菌性心内膜炎 86

酸素化係数 63
酸素解離曲線 61, 65, 106
酸素毒性 64
酸素分圧 60
酸素飽和度－酸素分圧換算表 62
し
ショック 16, 74
　　——の鑑別 21
　　——の身体所見 17
　　——の定義 16
　　高静脈圧型—— 21
　　低静脈圧型—— 21
　　敗血症性—— 5
ジギタリス 31
弛張熱 51
手背静脈 26
周期熱 51
収縮期高血圧症 76
徐呼吸 42
徐脈 31, 35
状況性失神 35
上腹部痛 44
静脈圧 23
心筋梗塞
　　急性下壁—— 32
　　急性前壁—— 43
　　陳旧性下壁—— 82
　　陳旧性前壁—— 84
心駆出率 81
心周期 5
心尖拍動 101
心タンポナーデ 27

心不全 107
心房細動 30, 33
心房中隔欠損症 81
心嚢液貯留 103
す
スタンフォードA型大動脈解離 20
スピロノラクトン 36
せ
セフトリアキソン 89, 97
前失神 74
全身性炎症反応症候群 86
喘息重積発作 27
た
多源性心房頻拍 30
体位性頻脈症候群 38
体温 48
代謝性アシドーシス 8, 45
大血管の弾性復元作用 74, 76
大動脈弁閉鎖不全症 76
大脈 29
脱水 45, 69
ち
調節的酸素療法 64
重複切痕 5
直腸温 14, 49
て
てんかん発作 17
デルタ心拍数20ルール 39
低血糖 55, 67, 69

低体温 *37, 50*
と
ドキシサイクリン *88, 95*
ドネペジル *31, 37*
努力呼吸 *13*
橈骨動脈の脈の左右差 *12*
統合失調症 *55*
糖尿病性ケトアシドーシス *46, 70*
動悸 *107*
動脈圧の推定 *26*
動脈血ガス分析 *66*
動脈血酸素飽和度 *60*
洞不全症候群 *31*
な
内因性発熱物質 *10*
内頸静脈圧 *24*
に
ニトログリセリン *32*
尿毒症 *46*
ね
寝たきり患者の感染症 *95*
熱放散 *48*
　——の機序 *9*
粘液水腫性昏睡 *102*
の
脳血管障害 *68*
は
バイタルの逆転 *74*

バルサルバ手技 *79*
波状熱 *51*
肺炎 *92*
肺炎球菌 *89, 90, 92, 97*
肺炎随伴胸水 *92*
肺胞気動脈血酸素分圧較差 *103*
敗血症 *45, 86, 97*
発熱の機序 *50*
ひ
ピーキング現象 *11*
ピオグリタゾン *83*
比較的徐脈 *39, 93*
頻呼吸 *42*
頻脈 *30, 39*
ふ
フーバーの溝 *13*
不感蒸泄 *9, 47*
不整脈 *100*
　徐脈性—— *74*
　洞性—— *30*
不明熱 *52*
浮腫 *101*
副交感神経刺激 *7*
副腎機能低下症 *103*
腹部大動脈瘤破裂 *18*
へ
ペニシリンG *90*
平均血圧 *6*
ほ
房室ブロック *31*

ま
マイコプラズマ *92*
慢性心不全 *36*
慢性腎臓病 *35*
み
脈圧 *6*
脈のリズム *30*
脈波 *29*
　——伝播速度 *78*
脈拍 *29*
　——欠損 *33*
む
無呼吸 *42*
め
メチシリン耐性黄色ブドウ球菌 *92*
メチレンブルー *109*
メトヘモグロビン血症 *66, 109*
も
モラクセラ菌 *92*
や
薬剤熱 *39*
よ
予測最大心拍数 *31, 100*
り
緑膿菌 *92*
れ
レジオネラ *92*
冷汗 *68*

著者略歴

徳田安春
(筑波大学附属水戸地域医療教育センター・水戸協同病院総合診療科 教授)

1988年琉球大学医学部卒．沖縄県立中部病院にて臨床研修後，沖縄県立八重山病院，沖縄県立中部病院，聖路加国際病院などを経て，2009年より現職．沖縄県立中部病院に総合内科グループを初めて立ち上げた．水戸協同病院では，国立大学では初めてのサテライトキャンパス(筑波大学附属水戸地域医療教育センター)を設置し，わが国でただ1つの総合診療科を中心とした完全型Department of Medicine体制をとった診療・教育を行っている．

Dr.徳田のバイタルサイン講座

定価(本体2,400円+税)

2013年 1月 6日　第1版
2013年 3月18日　2刷

著　者	徳田安春
発行者	梅澤俊彦
発行所	日本医事新報社
	〒101-8718 東京都千代田区神田駿河台2-9
	電話　03-3292-1555(販売)・1557(編集)
	ホームページ：www.jmedj.co.jp
	振替口座　00100-3-25171
印　刷	ラン印刷社
作　画	遊佐翔吾　　カバーデザイン　大矢高子

©Yasuharu Tokuda　2013　Printed in Japan

ISBN978-4-7849-4337-1　C3047　¥2400E

・本書の複製権・翻訳権・上映権・譲渡権・公衆送信権(送信可能化権を含む)は(株)日本医事新報社が保有します．
・**JCOPY** <(社)出版者著作権管理機構 委託出版物>
本書の無断複写は著作権法上での例外を除き禁じられています．複写される場合は，そのつど事前に，(社)出版者著作権管理機構(電話 03-3513-6969，FAX 03-3513-6979，e-mail:info@jcopy.or.jp)の許諾を得てください．